L'AMI DISCRET.

L'AMI DISCRET

OUVRAGE PRATIQUE

SUR

L'ANATOMIE ET LA PHYSIOLOGIE

Des Organes générateurs et leurs Maladies

AVEC DES

OBSERVATIONS SUR L'ONANISME

ET SUR SES SUITES FUNESTES,

TELLES QUE

l'Incapacité et l'Impuissance intellectuelle et physique

REVUE COMPLÈTE

DES MALADIES VÉNÉRIENNES ET SYPHILITIQUES

Avec des Instructions simples et faciles
pour faire disparaître les Symptômes secondaires,
la Gonorrhée ou Chaude-Pisse,
l'Écoulement, le Rétrécissement, les Fleurs blanches
et toutes les maladies des Organes urinaires, et se terminant par des

OBSERVATIONS GÉNÉRALES

SUR LE MARIAGE ET SES EMPÊCHEMENTS

AVEC LES MOYENS DE LES COMBATTRE.

Illustré de 100 Gravures coloriées;

PAR

R. ET L. PERRY ET Cᵉ,
Médecins consultants,
Berners Street, Oxford Street, Londres, n° 19.

PARIS
HERMANN, LIBRAIRE-ÉDITEUR,
12, place de la Bourse, 12.
1854

Paris. — Impr. d'Aubusson et Kugelmann, rue de la Grange-Batelière,

PLANCHE 1. LAMINA 1. TAVOLA 1.
PLATE 1.

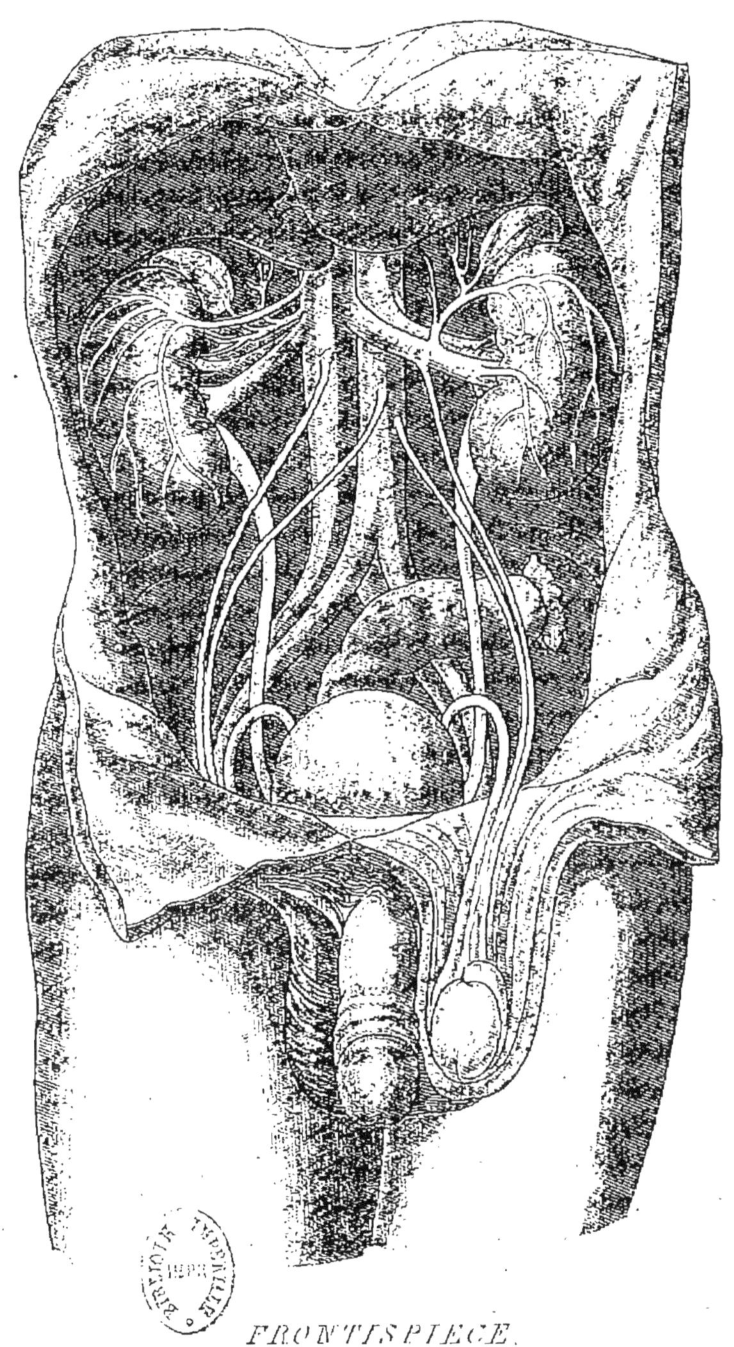

FRONTISPIECE.

FRONTISPICE. FRONTISPICIO. FRONTISPIZIO.

Anatomical View of the Organs of Generation.

INTRODUCTION.

Avant de nous prononcer sur l'important sujet de la masturbation, nous ne saurions trop recommander à nos lecteurs les paroles de notre divin maître : « Croissez et multipliez » ; car en se rappelant constamment l'objet pour lequel nous sommes en ce monde, on verra combien doit être coupable l'habitude de ceux qui, en anticipant sur les besoins de la nature, se rendent incapables de procréer, et se couvrent par là, à tout jamais, de misère, de honte et d'ignominie. La liqueur séminale, la plus puissante de toutes les sécrétions animales, constitue la vraie essence de la vie, c'est ce fluide qui donne de la vigueur à nos corps, fortifie le système nerveux et donne à nos facultés intellectuelles la force nécessaire pour agir; si cette importante liqueur est prodiguée, et l'est par des voies contre nature, l'énergie nerveuse s'affaiblissant et s'épuisant par ces excitations, quels résultats ne doit-il pas s'en suivre? Le système nerveux du masturbateur s'affaiblit, le cerveau, le cœur, les jambes perdent leur chaleur et leur force ; puis l'atrophie de l'intelligence et la décadence générale du système physique en sont la conséquence naturelle. C'est alors que la vérité apparaît à l'esprit et que la victime de cette perverse passion s'aperçoit de sa pitoyable position; elle n'est qu'un être insociable, qu'un idiot, incapable de fonctions sexuelles, qu'un homme en forme et non point en substance; la méfiance, la peur, une extrême sensibilité et souvent même la folie s'en suivent.

Guidés par ces raisons, quelques médecins ayant la conscience de leur profession, ont voulu consacrer leur attention exclusivement aux maladies provenant de l'excitation forcée du système générateur, maladies qui, une fois négligées, achèvent dans d'horribles et déchirantes souffrances, la destruction de l'organisation constitutionnelle.

Nous avons consacré à ce sujet l'attention la plus scrupuleuse depuis le jour où nous nous vouâmes au soulagement de l'humanité souffrante. Il ne se passe pas un jour sans que nous ne soyons consultés personnellement soit par des malades, soit par des correspondants de divers points du royaume, et nous ne pensons pas outrer la vérité ni blesser la modestie, en assurant que notre système pratique suggéré et amélioré par une longue et laborieuse expérience, a produit les résultats les plus satisfaisants dans le traitement de la débilité sexuelle des deux sexes.

Dans toute notre carrière nous avons eu souvent occasion de remarquer l'étendue des maux constitutionnels dont il faudrait chercher la première cause dans la négligence ou les traitements malentendus des maladies syphilitiques. Un médecin qui voudra en faire son étude spéciale, comme nous l'avons fait, et remonter dans chaque cas aux causes originelles par lesquelles les désordres constitutionnels, se sont primitivement introduits dans le système physique, sera surpris en voyant la masse d'êtres souffrants dont la maladie est d'origine vénérienne, quoique les premiers symptômes aient été en apparence entièrement détruits. La maladie commence généralement ses ravages de bonne heure, avant même que l'expérience d'un âge plus mûr ait succédé à l'étourderie de la jeunesse et qu'elle lui ait appris à en éviter les plaisirs et les souffrances qui en découlent. La délicatesse ou la honte empêcheront le malade de se faire soigner, jusqu'à ce que le mal ait acquis une force trop alarmante pour être négligé d'avantage. Alors le malade, au lieu d'avoir recours à un médecin, s'adresse à quelque empirique qui ne fait qu'arrêter temporairement les symptômes externes et le renvoie, à ce qu'il croit, guéri. Ainsi cela se passe-t-il jusqu'à ce que la maladie devienne constitutionelle, et alors le malade est contraint de se livrer aux mains de ceux qui, plus tôt consultés, eussent préservé sa santé de toute atteinte et son corps des ravages de cette maladie perfide.

Il y a déjà quelques années que l'idée nous vint qu'un ouvrage populaire, dénué autant que possible de tous termes techniques, serait d'une immense utilité pour détruire les effets du mal provenant d'un traitement malentendu ou de la négligence, en appelant l'attention sur les premiers symptômes qui, lorsqu'ils sont négligés, peuvent occasionner la corruption générale du système. Pénétrés de cette idée, nous avons soumis à la publicité l'ouvrage actuel, et nous espérons que son utilité pratique sera reconnue. Notre désir est de bien faire comprendre que nous ne voulons pas nous substituer au médecin dans aucune phase de la maladie, mais qu'au contraire nous voulons que le lecteur soit bien pénétré de la nécessité d'avoir recours à lui aussitôt que le mal s'est déclaré. Mais là où par diverses circonstances, très-fréquentes dans les maladies vénériennes, le malade ne peut avoir recours aux hommes de l'art, le mieux est certainement de mettre à sa portée les médicaments qui ont le plus de chance de succès.

Dans la suite nous avons donné une description aussi succinte que possible des organes de la génération et de leur physiologie, de manière à ce que l'on puisse facilement comprendre leur importance dans l'économie générale. En second lieu, nous avons mis sous les yeux du lecteur *les causes, les variétés, les symptômes et les particularités* des désordres des organes génitaux qui les empêchent, soit en partie, soit entièrement, de s'acquitter des importantes fonctions qu'ils doivent remplir dans le système animal; car c'est de l'accomplissement de ces fonctions que dépendent non-seulement le bonheur des individus dans leur famille, mais encore la prospérité des empires, puisqu'il est prouvé que du degré de vigueur et de santé des organes des parents dépend en grande partie la santé de leur progéniture. N'avons-nous pas l'expérience journalière de pareils faits? Il découle donc de là que toute personne doit, avant d'entrer dans le mariage, s'assurer que le lit conjugal ne deviendra pas un foyer de maladie, d'où ne peut provenir qu'une progéniture faible et maladive, témoins vivants de passions brutalement égoïstes. Quels sentiments bas et avilissants que ceux d'un homme qui,se sachant atteint du mal ou tellement affaibli par des excès coupables et prématurés qu'il lui est presque impossible de donner naissance à un enfant sain, ne craint pas de souiller un amour pur au contact d'un corps corrompu.

C'est à de pareilles causes que nous devons attribuer les malheurs domestiques dont nous sommes témoins, et la plupart des maladies dont souffre le genre humain. Donc, lecteurs, si vous n'êtes pas encore mariés, nous vous supplions de bien réfléchir à ces vérités qui, si vous les négligez, peuvent dans un avenir plus ou moins rapproché apparaître dans toutes leur horreurs à vos yeux, dans votre propre famille.

Les organes du système générateur dont on a tant abusé, demandent le traitement le plus minutieux. Depuis bien des années nos études ont été exclusivement dirigées vers le traitement de la débilité et des affections qui résultent de la masturbation, des maladies vénériennes, de la perte des facultés sexuelles et d'autres maux provenant de la désorganisation, soit constitutionelle, soit accidentelle du système générateur, et nous offrons maintenant à l'humanité souffrante l'*Ami discret*, comme un conseiller dans lequel on peut avoir toute confiance.

R.-L. Perry et Cᵉ, Médecins consultants.

L'AMI DISCRET.

Anatomie des organes générateurs

Illustrée par 8 gravures.

L'importance des organes générateurs et de leur conservation dans un état de santé et de vigueur, a été reconnue par les écrivains anciens et modernes; l'accomplissement convenable des fonctions qui leur sont propres, a toujours été considéré comme indispensable à la santé et au bien-être de l'économie physique et intellectuelle. Ce sont des organes d'une construction et d'une utilité admirables et ils offrent une preuve frappante de la merveilleuse intelligence apportée dans la combinaison du système pour l'accomplissement de ses fonctions les plus essentielles, c'est-à-dire, pour la propagation de l'espèce humaine. La délicatesse sans égale de leur tissu, les particularités comparativement minutieuses de leur construction, leurs propriétés si remarquablement adaptées aux fonctions qu'ils sont appelés à remplir lorsqu'ils sont en parfait état, excitent la surprise et l'admiration de l'anatomiste et du philosophe. Leur complexité même, tout en les assujetissant à des désordres qui peuvent fausser leur utilité, est sagement soumise à la nécessité de séparer et de purifier le fluide vivifiant.

De même qu'une montre, les organes de la génération, appareil encore plus complexe et plus délicat, sont sujets à la désorganisation dans les fonctions par l'effet de plusieurs causes que nous examinerons dans les pages suivantes. Cependant, afin que l'on puisse les comprendre

PLANCHE 2 LAMINA 2 TAVOLA 2

PLATE 2.

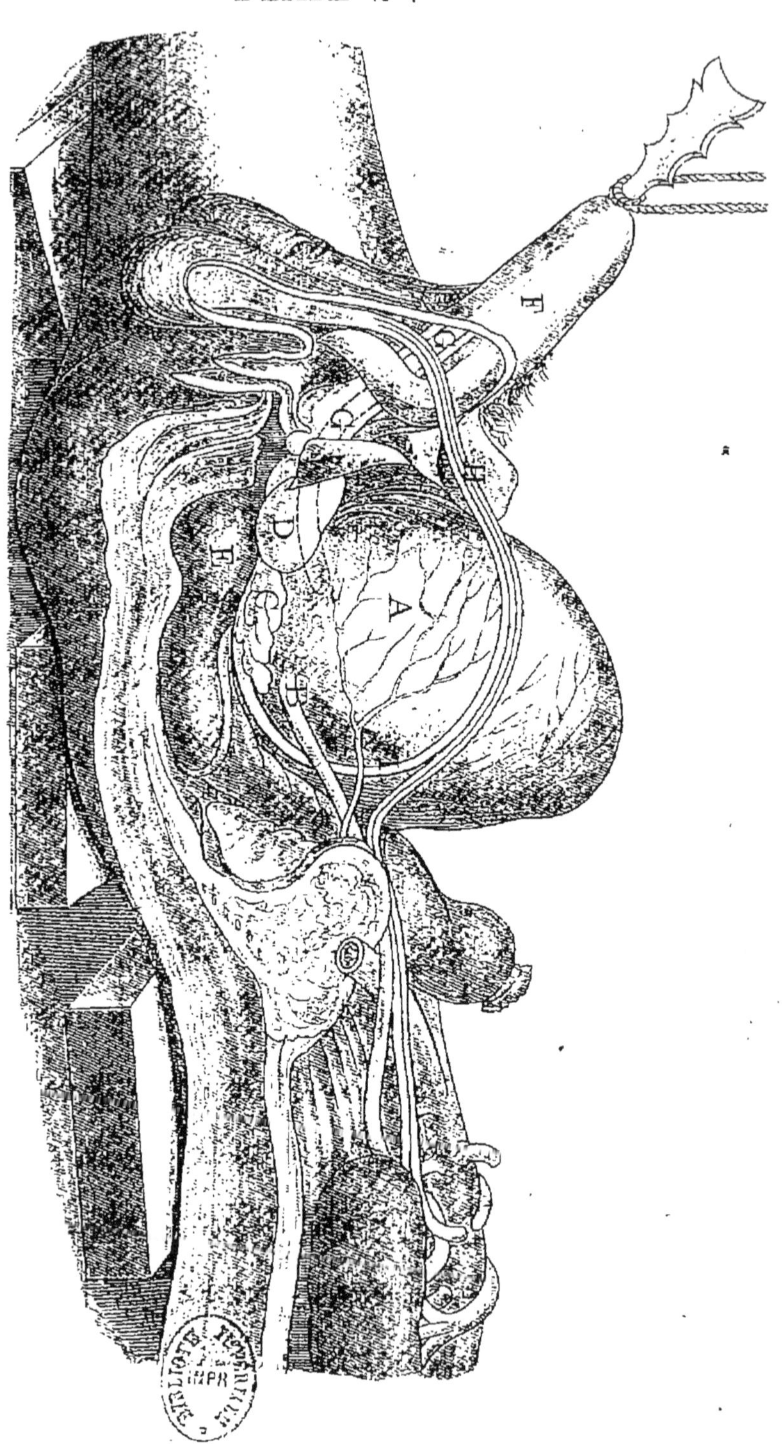

A. The Bladder; B. The Ureter; C. The Seminal Vesicle. D. The Prostata. E. The Rectum. F. The Penis. G. The Urethra. H. The Spermatic cord. I. The vas deferens.

PLANCHE 3. LAMINA 3. TAVOLA 3.

PLATE 3.

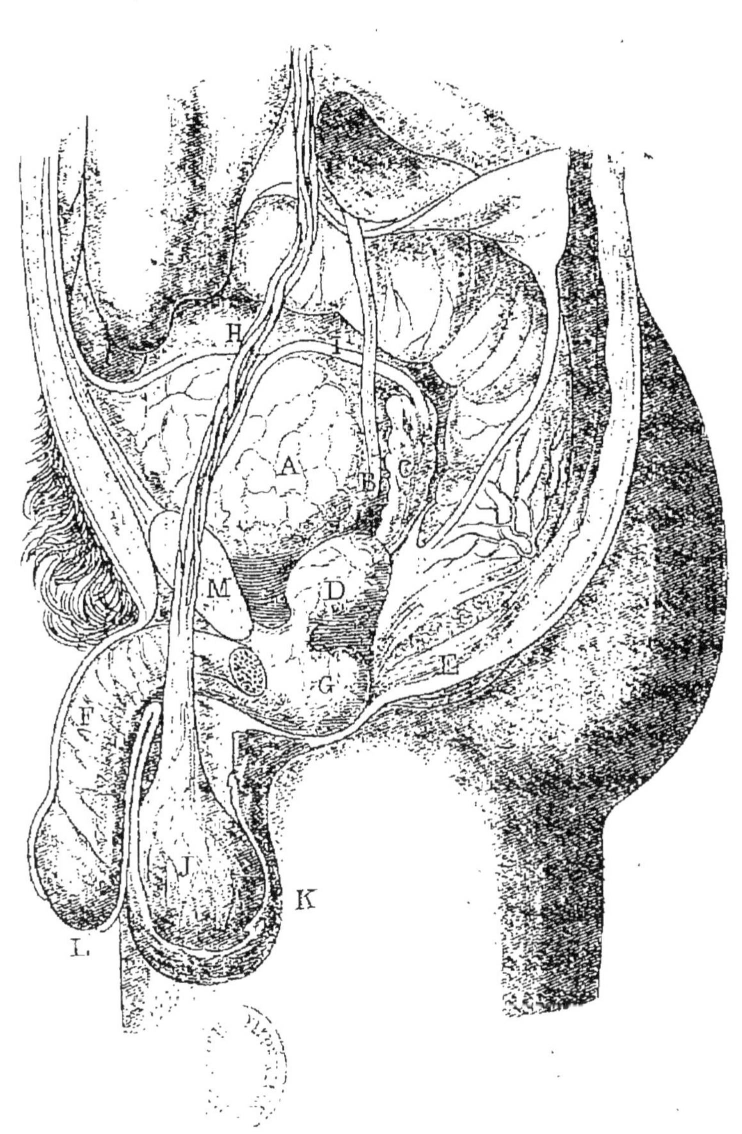

A. *The Bladder.*	H. *The Spermatic Cord.*
B. *The Ureter.*	I. *The Vas deferens.*
C. *The Seminal Veſsel.*	J. *The Testis.*
D. *The Prostate.*	K. *The Scrotum.*
E. *The Rectum.*	L. *The Glans Penis.*
F. *The Penis.*	M. *The Pubis.*
G. *The Urethra.*	

bien clairement, nous pensons qu'il sera nécessaire de faire précéder ces observations d'une courte notice sur les dispositions anatomiques et les actions physiologiques des organes qui dépendent immédiatement des fonctions génératrices ainsi que de ceux qui s'y rapportent indirectement.

Les parties de l'homme qui se rapportent immédiatement aux fonctions auxquelles nous venons de faire allusion, sont, ainsi que nous venons de le dire, d'une nature très-compliquée et d'une construction très-délicate. Elles se composent des testicules au moyen desquels la sécrétion spermatique se forme , et de leurs accessoires qui transmettent le fluide à l'urètre à sa naissance près du col de la vessie et de la verge au moyen desquels a lieu l'acte du coït, et par un canal, par la partie inférieure duquel (urètre) la semence est transportée du lieu où elle te trouve retenue, à ces organes qui, dans la femme, sont employés aux fonctions génératrices.

Les organes urinaires dans l'homme comme dans la femme, peuvent être considérés comme auxiliaires dans cette fonction, et les maladies auxquelles ils sont sujets, ont une influence pernicieuse sur son exécution, et quelquefois produisent l'impuissance, soit momentanée, soit permanente, suivant la nature et l'importance de la maladie.

Les reins, qui sont les organes uniquement disposés à la sécrétion de l'urine, sont des corps glanduleux d'une forme oblongue placés de chaque côté de l'épine dorsale au dessous des deux dernières côtes et sous l'estomac et les intestins. Le rein droit est ordinairement le plus gros et situé le plus bas. On dit que ces organes sont plus forts chez ceux dont les passions sont très-fortes, que chez ceux qui sont moins portés vers les femmes.

Par la forme, le rein ressemble à la faséole. Il est presque entièrement composé d'artères et de veines, avec quelques petites branches de nerfs provenant en partie de ceux qui sont en communication avec les côtes , et pour cela appelées intercostales, et en partie d'une branche provenant de l'estomac, établissant ainsi une grande sympathie entre ces organes. Les artères qui fournissent aux reins le sang qui sert en partie à la nutrition de l'organe et en partie à la secrétion de l'urine, provient directement de l'aorte ou grande artère du corps. A son entrée dans le rein, ce qui a lieu vers le milieu, il se divise en branches qui se subdivisent encore en branches plus petites, et celles-ci en branches plus petites encore, jusqu'à ce qu'elles se terminent en vaisseaux si petits qu'ils deviennent imperceptibles à l'œil nu. De ceux-ci se forment les veines au moyen desquelles a lieu la secrétion de l'urine qui tombe goutte à goutte dans une bourse située vers le milieu ou la partie inférieure de l'organe et qui forme le commencement de l'urètre. La veine rejoint la grande veine cave et verse le sang qu'elle contient, dans ce que les anatomistes appellent le grand portail, au moyen duquel il est transporté au foie, après s'être débarrassé dans le rein d'une certaine portion de son serum ainsi que de certains sels. Les nerfs des reins sont petits et rares, de sorte que cet organe n'est pas doué d'une grande sensibilité.

Les *uretères* sont des conduits longs et creux et forment la continuation du sphincter. Il y en a un de chaque côté du corps, et ils descèndent en longeant légèrement l'intérieur du dos et de la partie inférieure de la vessie, qu'elles traversent, passant entre ses enveloppes, de sorte que si la vessie se détendait beaucoup, son contenu ne serait pas repoussé dans ces conduits. Elles sont bien pourvues de rameaux artériels, de veines et de nerfs, et leur sensibilité dans l'état maladif est très-grande. Leur fonction consiste à transporter l'urine des reins à la vessie.

La *vessie* est située dans cette partie du corps appelée le bassin. Elle est d'une dimension considérable, et se prête quelquefois à un élargissement tel qu'on aurait peine à le croire si ce n'était un fait reconnu.

Cette faculté de tension n'est pourtant pas acquise sans mettre en danger la santé et la vie. Cet organe se trouve, dans l'homme, immédiatement au-dessus des intestins; mais dans la femme, la matrice se trouve placée entre cet organe et le rectum. Il a la forme ovale, et est le grand réservoir de l'urine, qui, lorsqu'elle se trouve réunie en assez grande quantité pour devenir une source de douleur, s'écoule, par un acte volontaire, à travers l'urètre, qui est une prolongation de la vessie partant du col et se prolongeant le long de la partie inférieure de la verge, ainsi que nous venons de le dire. La vessie est bien pourvue d'artères, de veines et de nerfs, et devient excessivement sensible quand elle est atteinte par la maladie. Elle a trois enveloppes, dont une composée de fibres musculaires; sa contraction cause l'expulsion de l'urine, et est appelée pour cela *detrusor urinæ*.

Le col de la vessie, qui dans l'homme est plus long et plus étroit, et dans la femme plus court et plus large, est entouré d'un muscle sphincter par lequel l'écoulement continu de l'urine est empêché, à moins que, par suite de maladie, le muscle ne soit devenu inutile.

La sécrétion ou la séparation de l'urine du sang, au

moyen de vaisseaux affectés à cela, constitue les principales fonctions des reins. Lorsque la sécrétion du fluide a lieu, il se trouve transporté, le long des uretères, jusque dans la vessie, ce grand réservoir dans lequel il est retenu jusqu'au moment où, par la tension qu'il occasionne, son expulsion de l'urètre est rendue nécessaire.

Le procédé par lequel la sécrétion de l'urine a lieu, offre un immense intérêt, et démontre admirablement la sagesse du Créateur. Le sang dont elle doit être séparée est transporté à l'organe, comme nous venons de le dire, par l'artère rénale, qui se divise en branches, lesquelles alimentent différentes parties de l'organe, et celles-ci, à leur tour, forment entre elles des voies de communication d'où s'élancent de petites artères ou petites branches qui forment, au moyen d'une jonction générale, un vrai système de vaisseaux. Elles se terminent à la naissance des veines et aussi des tubes urineux, ces dernières effectuant la séparation de l'urine.

Les cryptes ou *criptœ*, qui sont de petits corps ronds ou ovales, que l'on trouve partout dans le réseau des vaisseaux dont nous venons de parler, sont supposés être des tubes urinifères. Ces tubes aboutissent à dans une apophyse mamillaire qui avance dans une petite bourse membraneuse appelée, d'après sa forme, *infundibulus* ou entonnoir. L'urine passe des tubes urinifères dans cette bourse, de là elle se trouve transportée à la plus grande bourse, appelée le bassin, puis, à travers l'uretère, jusque dans la vessie. Plusieurs des tubes se terminent en une apophyse mamillaire, et c'est ainsi que plusieurs des apophyses mamillaires se déchargent dans un infundibulum. La bourse que nous venons de citer, comme le bassin des reins, les uretères, la vessie et l'urètre, sont garantis de l'âcreté de l'urine par une sécrétion muqueuse qui revêt son enveloppe intérieure.

La grande quantité d'urine et la rapidité avec laquelle son passage a lieu après l'absorption de certains fluides dans l'estomac, ont porté certaines personnes à croire qu'il se trouvait des vaisseaux, non encore découverts, formant une communication immédiate entre l'estomac et la vessie, et ne touchant pas aux reins ; mais la rapidité avec laquelle les fluides peuvent être absorbés et transportés aux conduits toraciques, la rapidité de la circulation et la grande quantité de sang apportée par les artères rénales aux reins, explique la célérité avec laquelle l'urine se trouve séparée, sans avoir recours à la supposition de canaux inconnus. D'après la communication étendue que les nerfs des reins ont avec ceux du canal alimentaire, il n'est pas improbable que la sécrétion de l'urine provenant du sang, puisse commencer avant que les vaisseaux absorbants aient eu le temps de transporter l'eau reçue dans l'estomac jusque dans les vaisseaux sanguins. La nature a compris que ces vaisseaux seraient surchargés, s'il ne se faisait pas une séparation immédiate du fluide aqueux qu'ils contiennent déjà.

Comme preuve que la sécrétion des reins subit à un haut degré l'influence des passions et des idées de l'esprit, nous n'avons qu'à citer les effets de la peur sur les quadrupèdes, les enfants et même les adultes, qui produit une augmentation soudaine de l'urine et un désir insurmontable d'éviter cette sécrétion. Chez quelques malades qui souffrent du rétrécissement au moment du passage de l'urine, l'esprit, étant affecté de ce mal, augmentera souvent la sécrétion de ce fluide, et produira des envies multipliées d'évacuation.

Les capsules rénales sont des corps concaves-convexes placés immédiatement au-dessus des reins, enveloppés de graisse, abondamment fournis de sang, principalement par l'artère rénale, qui part directement du grand tronc artériel et d'autres vaisseaux. Ces nerfs proviennent du grand sympathique. Dans l'intérieur se trouve une cavité contenant un fluide d'une couleur de safran foncé, dont nous ignorons l'usage, ainsi que celui de la capsule rénale elle-même.

La prostate, dont nous parlerons plus amplement quand nous traiterons de l'anatomie des organes spécialement consacrés à la génération, est en communication immédiate avec le col de la vessie; et quoiqu'elle ne soit pas immédiatement engagée dans l'acte générateur, elle s'y rapporte plus qu'aucune des parties que nous venons d'examiner. L'urètre peut être envisagée du même point de vue. Elle a véritablement plus de rapport avec la génération que la prostate, en ce que les réservoirs de la semence s'y déchargent et que l'éjaculation se fait par son intermédiaire. Donc, quoique la prostate et l'urètre forment une partie très-importante des organes urinaires, leur description anatomique sera mieux comprise après celle des organes spécialement consacrés aux fonctions géneratrices, savoir : des testicules, des conduits déférents, des réservoirs séminaux, etc , etc.

Le scrotum ou la bourse est un sac de peau divisé vers le milieu par un septum, de manière à former deux cavités, qui contiennent chacune un testicule. La position de ce septum se reconnaît extérieurement par une ligne irrégulière appelée *raphe*. La contraction du scrotum qui a lieu quelquefois, dépend, suivant certains anatomistes, de l'action d'un muscle qu'ils appellent *dartos*. Ceci est cependant démenti par d'autres médecins qui n'admettent pas l'existence de ce muscle.

Les testicules, ou organes servant à la sécrétion de la semence, sont alimentés de sang par des vaisseaux longs et résistants qui sortent du principal tronc artériel et qu'on appelle artères spermatiques; le sang sert à l'élimination de la semence, procédé qui a lieu par l'action particulière des testicules. Cette puissance de sécrétion donne à ces organes une valeur et une importance dans le système physique qui fait qu'ils ne le cèdent pas à ceux que les anatomistes considèrent comme plus nobles, et dont la destruction ou la désorganisation des fonctions peut causer la perte de la vie. Le prix que les hommes attachent à ces organes (les testicules) est démontré par le fait que les suicides ont souvent pour cause leur imperfection réelle ou supposée, et que les hommes qui ont été châtrés par suite de maladies cancéreuses ou autres des testicules, deviennent ordinairement la proie de la mélancolie et périssent promptement; il en est de même lorsque, par une cause semblable, la verge a été amputée. Et ce ne sont pas seulement les personnes dans la force de l'âge, et jouissant auparavant de toutes les facultés de la reproduction, qui éprouvent un profond désespoir par suite de ces opérations; des vieillards, même ceux chez qui, par suite de leur grand âge, tout désir et toute faculté de rapports sexuels ont entièrement cessé, deviennent les victimes d'une incurable mélancolie lorsque, par suite d'une opération chirurgicale, ils sont privés de ces organes.

Les Eunuques qui ont été châtrés avant d'éprouver ces sentiments, auxquels la nature donne naissance chez l'homme après la puberté, ne ressentent naturellement ce profond chagrin pas au même degré que ceux qui sont devenus impuissants après avoir participé au bonheur et aux jouissances de l'amour. Leur dégoût de la vie provient de ce qu'ils sont témoins du bonheur dont jouissent leurs semblables, et dont ils sont à jamais privés. Il y a aussi une différence marquée dans la physiologie externe de l'homme et de l'Eunuque. Ce dernier devient par l'opération dégradante à laquelle il a été soumis, d'une apparence plus efféminée que ceux qui jouissent de toute leur vigueur et de toute leur virilité. Sa voix ressemble à celle d'un enfant, ses cheveux sont fins et délicats, ses membres petits, il est dépourvu de barbe et de favoris ou bien ils sont rares, et ses facultés mentales n'atteignent jamais le même degré de force et de pénétration.

La plupart de ces changements et de ces différences

dans la constitution accompagnent fréquemment l'opération de la castration, c'est-à-dire la suppression des deux testicules, lorsqu'elle a lieu à l'âge viril. Ces changements n'arrivent pourtant pas en même temps; mais plutôt graduellement. L'érection et même l'éjaculation peuvent s'effectuer même après que les deux testicules ont été enlevés. Quand l'éjaculation se fait, quelques mois après la castration, elle n'est pas séminale ; mais elle est simplement la sécrétion des vésicules séminales et de la glande prostate.

Les anciens Romains ne permettaient à personne de témoigner en justice à moins que les organes génitaux ne fussent en parfait état et les testicules sains et intacts. Le clergé catholique y attache tant d'importance, que personne ne peut être admis dans les ordres si on a ce défaut à lui reprocher.

Il arrive souvent que les testicules qui avant la naissance sont placés dans la cavité de l'abdomen, immédiatement devant les reins, ne descendent pas dans le scrotum ou la bourse, mais restent dans le ventre, ordinairement dans ce que l'on appelle le canal abdominal. Quelquefois il n'en reste qu'un dans l'abdomen, lequel est ordinairement le testicule gauche. Dans cette position ils sont souvent exposés à diverses causes de maladies, et quoiqu'ils ne soient pas absolument privés de la faculté de la secrétion de la semence, cependant leur action est plus ou moins imparfaite, probablement par la pression qu'ils subissent et l'irritation constante à laquelle ils sont sujets par l'étroitesse du canal, cause qui fait qu'ils sont quelque peu élongés, applatis et rendus plus petits que d'habitude.

Un apprenti de feu Sir Astley Cooper, dont les testicules n'étaient pas descendus, se suicida par la crainte qu'il avait d'être impuissant. On examina son corps après sa mort et l'on trouva que les vésicules séminales étaient pleines de semence; les testicules eux-mêmes qui se trouvaient tous deux dans l'abdomen et près de l'anneau abdominal interne, étaient presque, sinon tout-à-fait, de grandeur naturelle. Dans un autre cas, celui d'un jeune homme de 19 ans, un seul organe était resté dans la cavité de l'abdomen ; il était plus petit que l'autre ; mais les conduits en étaient parfaitement sains.

Il ne s'en suit pas que la non-descente des testicules de l'abdomen dans les bourses soit la cause de l'impuissance, la plus grande infirmité physique que l'homme puisse éprouver.

L'artère spermatique, comme on l'a déjà remarqué, aboutit au principal tronc artériel : c'est un long tuyau tortueux et ondoyant. Le sang qui est ainsi transporté aux organes après avoir été employé par les testicules dans la séparation et la sécrétion du sperme, retourne à la circulation dans un état de corruption par d'autres vaisseaux appelés veines spermatiques. Le double appareil de vaisseaux, soit les artères et les veines, était nommé par les anciens anatomistes *vasa preparantia*, comme étant des parties principalement en rapport avec les testicules dans la formation de la semence.

Les artères spermatiques sont remarquables, à part leur longueur et leur sinuosité, pour leur petitesse qui leur empêche de contenir plus d'une certaine quantité de sang à la fois. Elles descendent obliquement et extérieurement derrière le péritoine, et sont renfermées avec les veines, dans une enveloppe commune qui les protège et forme avec les nerfs des testicules ce que l'on appelle le cordon spermatique. Elles parcourent alors les muscles psoas et les uretères, et traversent les anneaux abdominaux et le canal abdominal au-dessus de l'os pubis, et dans le scrotum où l'artère spermatique entre et alimente les testicules. Cet organe reçoit aussi du sang de l'artère qui alimente le *vas deferens*.

Ce dernier organe qui a sa propre enveloppe, appelée *tunica vaginalis*, est composé du corps du testicule et de l'Epididyme, ce dernier étant situé dans la partie supérieure. Sa substance, d'une nature blanche, douce et apparemment pulpeuse, se compose en réalité d'un nombre infini de petits tubes appelés tubes séminifères, qui aboutissent à l'épididyme. Ces tubes sont entrelacés les uns dans les autres et reliés ensemble; mais une fois dégagés et injectés de mercure, ils acquièrent une faculté de tension considérable.

Les veines spermatiques sortent des testicules en trois groupes dont deux s'unissent bientôt. Elles sont excessivement tortueuses dans leur parcours, et communiquent librement ensemble quand elles sont dans la partie inférieure du cordon ; mais ces communications cessent après qu'elles ont pénétré dans le canal abdominal, en quittant lequel, elles s'unissent pendant qu'elles traversent le muscle psoas : elles forment une veine qui sur le côté droit aboutit à la veine cave inférieure, et sur le côté gauche, à la veine qui vient du rein à cet endroit. Nous avons déjà fait mention de leur usage. Les plus grandes veines sont pourvues de valvules. Les nerfs des testicules partent principalement de celles qui alimentent les reins : ils ont le même parcours que les artères spermatiques et forment avec elles et les reins, le cordon spermatique. Quelques branches du *plexus hypogastrique* se joignent aux nerfs spermatiques dans le cordon, et forment avec eux une espèce de réseau ou de branches entremêlées avec les vaisseaux sanguins qui alimentent les testicules et les environnent. Les nerfs spermatiques sont enfin disposés à l'alimentation de l'organe dont ils sont les auxiliaires.

Il y a ordinairement deux testicules, un de chaque côté du scrotum, mais on a vu des individus qui n'en avaient qu'un et d'autres encore trois, quatre et même, quoique très-rarement, cinq testicules. Les anciens écrivains qui ont cité quelques-uns de ces cas, considèrent les possesseurs d'un nombre si extraordinaire de testicules, comme étant très-portés à la lubricité. Ceci est plus que douteux, et il est quelquefois arrivé qu'une petite tumeur a pris l'apparence d'un testicule additionnel. L'exemple, quoique rare, d'un troisiéme testicule, ne laisse pas de doute. Le Docteur Macann, chirurgien de l'État-major dans l'armée, en a publié un exemple dont il a été témoin il y a quelques années. La personne sur qui il fit cette observation, était un jeune conscrit de 20 ans, dont l'organe additionnel était situé sur le côté droit, plus près de l'aîne que le testicule ordinaire. Il avait son cordon spermatique qui se joignait à l'autre organe à la partie supérieure des bourses, et l'on pouvait sentir distinctement dans chacun le *vas deferens*.

Les personnes qui ont trois testicules, sont appelés *Triorchides*; ceux qui n'en ont qu'un, *monorchides*. Ces derniers sont également rares, et ceux qui ont été mentionnés par les anciens, sont aussi douteux que les exemples de triorchides dont nous venons de parler. Quelques cas ont été cependant cités par des écrivains modernes, de personnes chez qui, après la mort, le manque d'un des testicules a été clairement constaté. Il y a eu aussi des exemples de personnes qui ont été eunuques de naissance, c'est-à-dire privés de testicules. Quand ces organes importants ont la dimension et le nombre naturels, ils ont ordinairement deux pouces de longueur, un pouce et demi dans la partie transversale, et un pouce de profondeur. L'enveloppe vaginale ou la membrane des testicules à laquelle nous avons déjà fait allusion, se compose de deux couches, la couche intérieure enveloppant immédiatement le testicule. Elle sert à la sécrétion d'une espèce de liquide qui la lubréfie. Entre les deux couches de l'enveloppe vaginale se trouve le fluide hydrocèle ou le gonflement de la bourse. Dans quelques cas, la cavité qui existe entre les deux couches de cette membrane, forme une continuité de la cavité de l'abdomen. Dans cette circonstance on est sujet à ce qu'on appelle la rupture congénitale, ainsi

PLANCHE 4. LAMINA 4. TAVOLA 4.
PLATE 4.

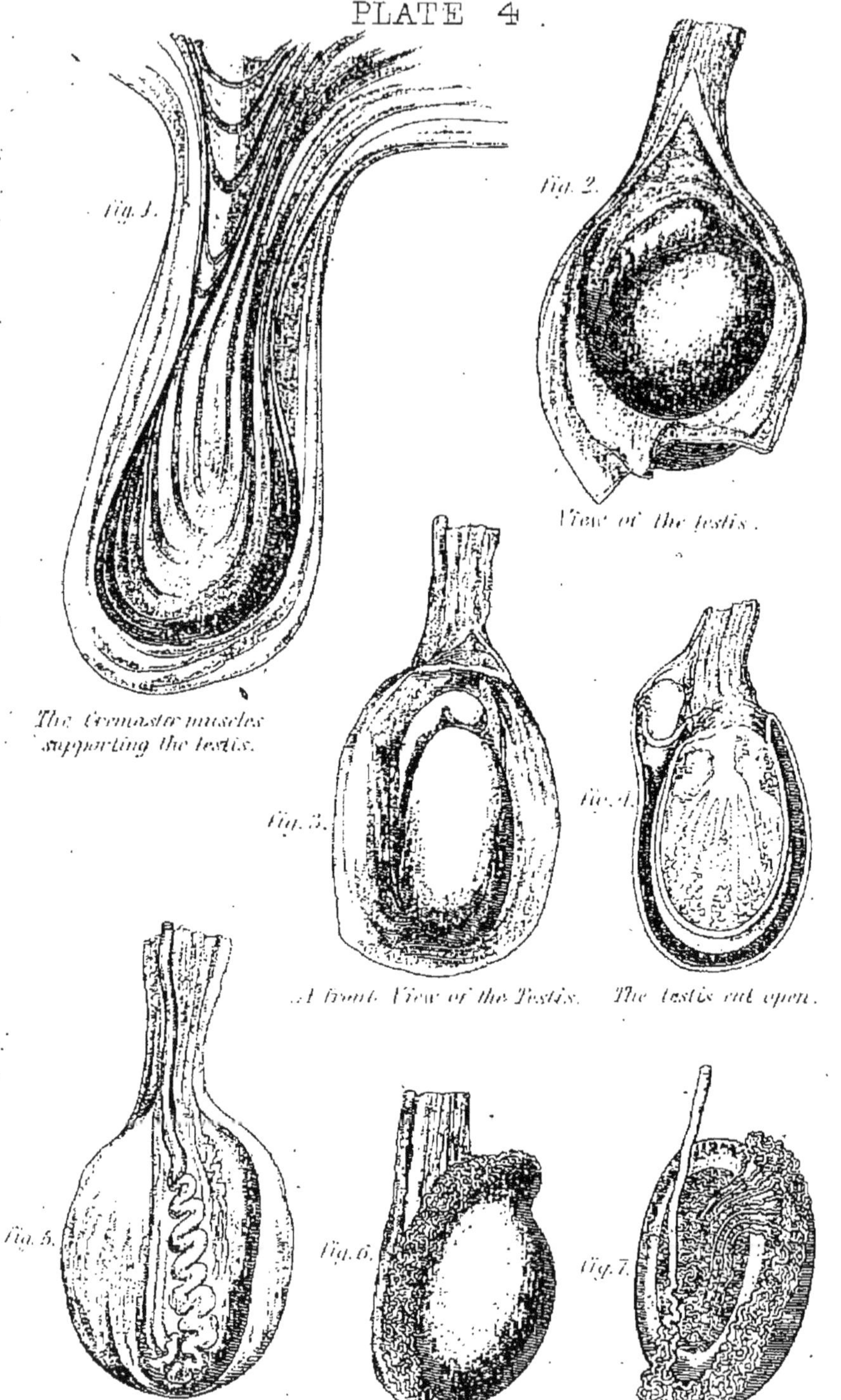

The Cremaster muscles supporting the testis.

View of the testis.

A front View of the Testis.

The testis cut open.

A Posterior View of the testis.

The Epydidymis.

The Seminiferous Structure of the testis.

PLANCHE 5. LAMINA 5. TAVOLA 5.

PLATE 5.

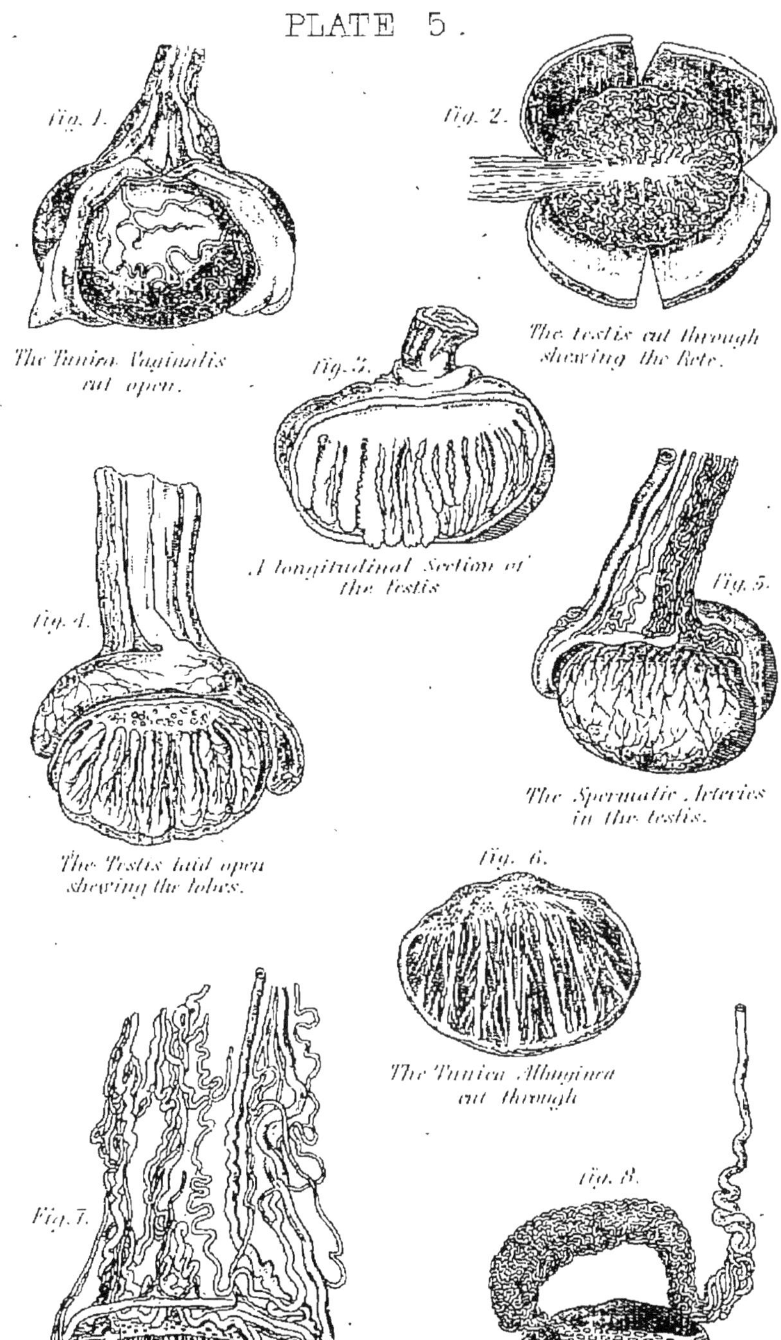

Fig. 1. The Tunica Vaginalis cut open.

Fig. 2. The testis cut through shewing the Rete.

Fig. 3. A longitudinal Section of the Testis

Fig. 4. The Testis laid open shewing the lobes.

Fig. 5. The Spermatic Arteries in the testis.

Fig. 6. The Tunica Albuginea cut through

Fig. 7. The Spermatic Cord & Veins entering the Testis.

Fig. 8. The Epididymis & Seed Veſsels.

qu'à des inflammations dangereuses depuis la cavité de l'enveloppe vaginale jusqu'à l'abdomen.

Entre le testicule et l'enveloppe vaginale, il y a une autre enveloppe appelée *tunica albuginea*, qui est molle, blanche, sans élasticité, et composée d'un tissu fibreux. Elle couvre complètement le testicule, mais non pas l'épidydime. Dans les parties supérieures, postérieures et extérieures de l'organe, elle forme un corps saillant contenant le vaisseau sanguin et une partie du tissu glanduleux du testicule, aussi bien que les canaux séminaux de *la rete*. Astley Cooper l'appelait *testis mediastinum*. La nature résistante de ces enveloppes est la cause d'une forte douleur que l'on éprouve lorsque l'organe est gonflé et enflammé. Le testicule est aussi enveloppé par un muscle appelé *cremaster*, qui est formé en partie par quelques unes des fibres des *muscles obliques* de l'abdomen, et en partie du point inférieur de l'épine, de l'ilium et de l'os pubis. Il sert de troisième enveloppe au testicule. Il se dilate en enveloppant la *tunica vaginalis* qu'il serre avec force, en formant un muscle creux qui contient le testicule et ses enveloppes, et qui, lorsqu'il agit, contracte et attire l'organe vers la partie supérieure de l'abdomen, tout en le soutenant, en le pressant et en faisant sortir le long du *vas deferens* la semence dont la sécrétion s'est précédemment faite par l'organe. L'action de ce muscle est involontaire, mais quelquefois on a vu qu'il se trouvait soumis à la volonté de l'individu. Le muscle *cremaster* est petit et difficile à distinguer avant la puberté ; mais après cette période il est très développé chez ceux qui ont une grande force musculaire, et très-apparent dans tous les cas d'ancienne rupture ou d'hydrocèle.

Nous avons déja fait observer que la substance du testicule se compose d'un nombre infini de petits tubes qu'on appelle *Tubuli seminiferi* ou tubes séminifères. Ceux-ci sont très-nombreux; Lauth en compte 840, et leur longueur moyenne totale atteint 1750 pieds, la longueur moyenne de chacun étant de 25 pouces. Ils communiquent facilement ensemble et forment un vaste réseau de communication. Leur capacité diffère en diamètre suivant les individus, l'âge de la personne et l'état d'activité ou de repos de l'organe même. Ils sont plus grands dans un adulte vigoureux, pendant que les organes jouissent de toute leur force, qu'ils ne le sont dans l'enfance ou dans la vieillesse. Ils diffèrent aussi quelquefois dans les testicules du même individu, la capacité des tubes séminifères dans l'un des testicules étant plus grande que dans l'autre. Dans leur parcours du corps de l'organe, ils convergent vers la partie appelée *mediastinum* ; puis deux tubes ou plus s'unissent et forment un lobe conique dont la pointe aboutit au *testis mediastinum* : il y a environ quatre ou cinq cents de ces lobes dans chaque testicule.

L'épididyme qui, nous l'avons dit, est situé à la partie supérieure et postérieure du testicule, est la continuation des nombreux tubes séminifères; il descend le long de la partie postérieure du testicule, devient graduellement d'un diamètre plus grand, mais moins entouré, jusqu'à ce qu'il commence à monter, et alors il s'appelle *vas deferens*. Il est plus long que le testicule; car il a deux pouces de longueur et quatre ou cinq lignes de largeur. Il se compose principalement de canaux séminaux d'où proviennent dans la partie postérieure du *rete testis* les *vasa efferentia*, ou vaisseaux déférents, qui sont ordinairement au nombre de douze, quoiqu'il y en ait jusqu'à trente ; et ces conduits, après des contours nombreux et rapprochés, s'unissent, ou plutôt aboutissent au canal de l'épidydime. La moyenne de longueur réunie est, suivant Lauth, de près de huit pieds, chacun ayant une longueur séparée de sept pouces.

Les parties de l'épididyme qui en forment le corps et l'extrémité, sont composées des contours et sinuosités de son canal. Ce dernier est d'une longueur et d'une grosseur très-irrégulières, mesurant en moyenne, lorsqu'il est développé, environ vingt pieds. Il varie beaucoup en longueur et en capacité suivant les individus. Les parois de ce canal, contrairemment à celles des *vasa efferentia*, sont très-fortes et supportent les atteintes les plus violentes. Il aboutit au canal appelé *vas deferens* ou vaisseau déférent, conduit excréteur de l'organe, et est généralement d'une capacité moins grande au point où il forme sa jonction avec le vas deferens, qu'en aucune autre partie de son parcours.

Il y a souvent un canal caché qui est en relation avec l'épididyme ou vaisseau déférent appelé par Haller *vasculum aberrans*. Il a le même diamètre que le canal de l'épididyme, et a généralement de huit à quatorze pouces de longueur, et longeant le cordon, il aboutit à une extrémité dilatée, ou bien il diminue graduellement de grandeur et disparait à la fin complètement. Il est très-sinueux dans son parcours. Les fonctions que ce canal caché est destiné à remplir, sont encore peu connues. Quelques-uns l'ont désigné comme un *vas deferens* supplémentaire; d'autres pensent que ses fonctions consistent simplement dans la sécrétion d'un fluide pour aider à lubréfaction de la partie composant l'épididyme; d'autres enfin le considèrent comme un simple *diverticulum*, accidentel dans sa formation comme on en rencontre souvent dans les intestins.

Le *vas deferens* ou canal déférent, excréteur du testicule, est une partie intégrante du cordon spermatique et l'on peut facilement le distinguer des artères, des veines, des nerfs et des absorbants, par sa nature cartilagineuse. Il est rond et de forme solide ; et l'on a supposé que ses parois étaient musculaires. Il forme la continuation de la partie inférieure de l'épididyme et monte le long de sa partie inférieure, en formant de nombreuses sinuosités jusqu'à ce qu'il dépasse le testicule où il joint les vaisseaux spermatiques et les nerfs pour former le cordon. Il entre alors dans le canal abdominal à travers lequel il repasse, et après se sépare du cordon et débouche dans le bassin retournant sous la forme d'une arche à la partie extérieure du péritoine auquel il s'attache; il passe d'abord à côté, derrière et sous la vessie, s'inclinant progressivement vers l'intérieur pendant son parcours vers l'extrémité de ce viscère jusqu'à ce qu'à la fin il se trouve en contact vers la base de la glande prostate, avec le vas deferens du côté opposé, mais ne communique pas avec lui. Il se termine dans la vésicule séminale, immédiatement au-dessous et derrière la prostate, et forme avec elle le canal éjaculateur qui perce la partie prostatique de l'urètre. A mesure que le *vas deferens* approche de la vésicule séminale, il augmente en largeur et en capacité, et diminue graduellement en approchant de la prostate.

Les testicules dans le fœtus sont situés dans l'abdomen, derrière sa double membrane, le péritoine, immédiatement au-dessous des reins et en face des muscles psoas. L'épididyme a environ un tiers de plus de largeur, relativement au corps des testicules, que dans l'adulte. Il y a un corps mou et solide de forme conique que l'on appelle *gubernaculum* et qui se trouve en rapport avec chacun de ces organes, pendant qu'ils sont à l'état de fœtus. Il est attaché à la partie plus basse des testicules et de l'épididyme, et à l'origine du *vas deferens*. Il sort de l'abdomen dans le parcours que suivent les testicules à travers le canal inguinal et les anneaux abdominaux, se dirigeant vers le scrotum dont il fait partie. Il est environné d'une couche de fibres musculaires, et est alimenté de sang par une branche venant de l'artère du *vas deferens*. Les testicules du fœtus ayant cinq ou six mois d'existence, sont graduellement resserrés par la contraction des fibres musculaires qui enveloppent le gubernaculum, et par l'action du muscle cremaster depuis sa position près des reins, jusqu'aux anneaux abdominaux internes. Vers la fin du septième mois on s'aperçoit ordinairement que le l'anneau doit traverser le canal inguinal pendant le mois suivant; et enfin, vers la fin de la grossesse, on le trouve généralement dans le scrotum. A mesure que l'organe s'avance dans l'abdomen et dans le canal, il pousse devant lui une partie du péritoine qui plus tard devient la *Tunica vaginalis* que nous avons déjà décrite. Le *Gubernaculum* s'élargit en même temps et ses fibres forment une espèce d'enveloppe à la *Tunica vaginalis*; l'autre partie de son tissu contribuant à former le tissu cellulaire que l'on trouve si abondamment dans le scrotum. Ses liens au fond du scrotum disparaissent graduellement après la descente de l'organe qu'il devait faciliter. Ceci cependant n'arrive pas toujours. Dans quelques cas où les testicules ne sont pas descendus plus loin que l'anneau abdominal ou que le canal inguinal, une portion du *gubernaculum* peut encore exister, et peut même conserver quelques-unes des fibres musculaires qui l'enveloppent.

Il est comparativement rare que les deux testicules ne descendent pas. Il arrive plus souvent, quand un seul est descendu, que c'est le testicule droit plutôt que le gauche. Quelquefois il reste d'une manière permanente dans la position qu'il occupait lors de la naissance de l'enfant; mais ordinairement il descend avant la puberté, et plus souvent entre la deuxième et la dixième année. Quelquefois la descente a lieu après la naissance. Wisberg a cité plusieurs cas. Les causes de cette non-descente ne sont pas encore bien connues; elles peuvent cependant dépendre d'une inflammation abdominale antérieure à la naissance ou de quelque imperfection dans l'appareil musculaire par lequel le testicule pourrait être resserré dans la cavité du scrotum. Lorsque l'on a examiné après la mort les corps de ceux qui ont été sujets à cette non-descente, on a découvert des filaments, ou des liens plus ou moins longs, réunissant l'organe à certaines parties de l'abdomen, et on en a trouvé qui adhéraient à l'un des intestins. Cette cause singulière de la non-descente des testicules, peut être attribuée à une inflammation antérieure. La petitesse des anneaux abdominaux peut aussi empêcher la descente des testicules. Une opération a été faite dans ces circonstances avec succès pour dégager l'organe et le placer dans le scrotum; cependant on a eu à surmonter de grandes difficultés, et la guérison en a été très-difficile.

Le *vas deferens*, dans le cas de non-descente des testicules, est généralement très-long, de façon qu'il offre une plus grande sinuosité que d'habitude.

On a déjà fait quelques observations sur l'état de l'organe lui-même, et sur sa propriété génératrice, lorsque la descente n'a pas eu lieu ; et feu sir Astley Cooper nous en cite un exemple qui nous montre que la procréation peut se faire et se fait dans ces circonstancs. M. Hunter, au contraire, est d'opinion que les organes doivent être nécessairement très-imparfaits et ne peuvent nullement servir à l'objet que se propose la nature; mais le seul cas qu'il ait connu, dans un homme chez qui les deux testicules étaient restés dans l'abdomen, prouve le contraire, puisque cet individu avait toutes ses facultés et les passions inhérentes à l'espèce humaine.

M. Owen, le célèbre anatomiste, dans ses observations sur les opinions ci-dessus mentionnées, dit : « Il est remarquable que M. Hunter se soit formé et ait propagé, d'après une expérience incomplète, une opinion qui tend à occasionner tant de maux, en attribuant l'impuissance à ceux dont les testicules sont retenus dans l'abdomen. Il est évident, d'après le nombre des animaux chez qui ils font constamment partie des viscères abdominaux, qu'il n'y a aucune raison pour que leur action productive soit empêchée; et chez ceux dont les testicules passent naturellement dans le scrotum, leur position dans l'abdomen, suivant les observations de l'auteur, ne donne lieu qu'à une différence de grandeur et de forme. Ainsi nous pouvons supposer que cette circonstance peut porter sur la quantité et non pas sur la qualité de la sécrétion.»

L'opinion de M. Owen se trouve corroborée par l'examen, dans d'autres cas de testicules non descendus, sans compter l'exemple du patient cité par sir Atley Cooper. On mentionne cependant d'autres cas dans lesquels les sentiments naturels à l'homme n'ont pas été développés, en apparence par la non-descente des testicules, mais peut-être aussi par d'autres causes : Dans un cas de non-descente, l'organe, lequel était le testicule droit, étant examiné, après la mort, dans la position qu'il occupait dans l'abdomen, un peu au-dessus de l'anneau abdominal interne, ne se trouvait pas être plus gros qu'il ne l'est ordinairement à l'âge de deux ans, et offrait une grande ressemblance anatomique avec un testicule de cet âge. L'organe appartenait à un jeune homme de seize ans. Le testicule gauche avait quatre fois la grosseur de l'autre.

M. Cloquet dit avoir vu l'exemple d'un testicule gauche retenu dans le canal inguinal. Il était aplati, élongé, dans un état d'atrophie, et si petit que l'on ne pouvait le sentir extérieurement. L'épididyme était situé un pouce plus bas que les testicules, avec lesquels il communiquait à l'aide de vaisseaux fins, blancs et transparents, parallèles les uns aux autres, et formés par les tubes séminaux. Le *vas deferens* provenait de la partie inférieure de l'épidydime et entrait dans le canal inguinal, à côté et en dedans des testicules. L'organe lui-même était contenu dans un sac hernial. Le patient cité avait quarante ans.

On peut comprendre facilement, et l'expérience le prouve, que, quoique la rétention des testicules dans l'abdomen ne diminue pas ordinairement leur faculté génératrice, cependant s'ils se trouvent retenus dans le canal inguinal, où ils sont en but à une pression continuelle, et où ils peuvent recevoir des lésions auxquelles il leur est difficile d'échapper, alors ils risquent d'être blessés, et même dans ce cas il ne s'ensuit pas qu'ils perdent toutes leurs facultés. Les résultats d'une forte pression ou de lésions peuvent être très-graves, car il peut s'ensuivre une maladie permanente.

A ce sujet, M. Pott, un des chirurgiens anglais les plus remarquables, dit : « Je ne sache pas qu'il y ait plus d'inconvénients dans la rétention d'un testicule dans la cavité du ventre ; mais sa position dans l'aine l'expose non-seulement à être lésé par une pression accidentelle, etc., mais encore, lorsqu'il est ainsi atteint, peut faire croire à une maladie toute différente, et par là donner lieu à un traitement malentendu. A ces considérations l'on peut ajouter qu'il n'y a point de maladies auxquelles les testicules sont sujets dans leur état naturel qui ne puissent les affecter dans leur position exceptionnelle. » Le cas auquel M. Pott fait allusion a eu lieu de la manière suivante : Un jeune marin, dont l'un des testicules était retenu dans le canal inguinal, fut atteint accidentellement dans cette partie, et les symptômes qui s'ensuivirent ressemblaient à ceux d'une hernie étranglée. M. Pott découvrit la nature de l'accident, et le malade fut guéri, heureusement pour lui, sans opération. De semblables cas ont eu lieu chez d'autres chirurgiens. Il arrive souvent qu'indépendamment de leur non-descente, les testicules n'atteignent pas leur grosseur naturelle et leur faculté de sécrétion de la semence ; cet état a été appelé *developpement arrêté*, mot qui signifie que les organes ont cessé de grossir antérieurement à l'âge de puberté. On cite un cas d'une personne qui, dans sa vingt-sixième année, avait la verge et les testicules aussi peu gros que ceux d'un garçon de huit ans, et un autre d'un homme de trente ans, dont les organes offraient la même apparence. De tels cas sont encore dans la sphère de la médecine, lorsqu'ils n'ont pas lieu chez des idiots.

L'amoindrissement ou la dégénération des facultés des organes peut avoir lieu à tout âge. Les testicules conservent ordinairement leur forme naturelle, quoique réduite, mais ils sont mous au toucher puisqu'ils perdent leur élasticité et leur fermeté. Leur tissu est pâle, et leurs vaisseaux sanguins paraissent moins nombreux que dans l'état de santé. La sécrétion contenue dans les tubes séminaux, manque entièrement de granules spermatiques et de *spermatozoa*, dont nous décrirons bientôt la nature et l'usage. Dans certains cas l'organe est sujet à ce que l'on apppelle la dégénération graisseuse. Le cordon spermatique est aussi généralement affecté par l'extension du mal; les nerfs se rétrécissent, les vaisseaux sanguins sont réduits en grosseur et en nombre, dit-on, et le muscle *cremaster* disparaît.

Quand la maladie de l'organe est la cause de son état d'atrophie, il change de forme et devient inégal et irrégulier et quelquefois alongé, ainsi que réduit en grosseur et en poids; le tissu glandulaire même semble aussi avoir presque entièrement disparu.

Parmi les causes de cette atrophie des testicules, on peut encore citer l'empêchement de la circulation, la pression, le manque d'exercice et la perte d'influence nerveuse, ainsi que certaines causes qui affectent spécialement les organes. L'atrophie est un résultat accidentel d'inflammation locale provenant d'une cause spéciale ou du transport de l'inflammation des testicules dans les cas d'orillons. L'excès de fréquentation sexuelle et l'onanisme sont aussi des causes efficaces d'atrophie de ces organes importants. Nous y reviendrons en détail plus tard. Elle est précédée généralement par une espèce d'inflammation locale.

Les coups à la tête, surtout à la partie postérieure, ont souvent occasionné l'atrophie de ces organes, laquelle a même lieu sans cause apparente.

Le seul fait que les lésions graves reçues à la partie postérieure de la tête aient de telles suites, tendrait à confirmer le dire des phrénologistes, qui placent le siége des désirs sexuels dans le cervelet, qui se trouve dans cet endroit, et entre lequel et les organes il y a, selon eux, une grande sympathie. Le cerveau, soit dans sa partie spéciale ou dans son entier, exerce sans doute une grande influence sur les désirs de rapports sexuels; de fait, l'influence de l'esprit sur les organes de la génération, et de ceux-ci sur l'esprit, est complétement réciproque.

Il y a tant de similitude dans la conformation du cerveau et du testicule, et une telle sympathie entre eux, qu'une longue expérience a montré qu'il existe bien des cas où l'esprit humain subit une espèce de dérangement par suite des maladies de l'organe de la génération, par exemple un *tabes dorsalis*, comme nous le prouverons plus tard.

Le *vas deferens*, qui est un conduit aussi important que le testicule lui-même, en ce qu'il est le canal par lequel la semence est transportée aux vésicules séminales, est quelquefois, mais rarement, imparfait dans une partie de son parcours; il se termine quelquefois en cul-de-sac, plus ou moins près de l'organe d'où il sort.

Dans certains cas, lorsque ceci a lieu, les testicules mêmes sont imparfaits; dans d'autres, ils paraissent être sains, et les tubes séminaux contiennent de la semence riche de spermatozoa. Il arrive quelquefois que l'épididyme manque totalement ou est en partie imparfait. Quelquefois le *vas deferens* est extraordinairement court et aboutit à une vésicule séminale qui n'est pas à sa place ordinaire et n'a aucun rapport avec l'urètre. Toutes ces causes sont des empêchements sérieux et importants des fonctions génératrices, parce que, quoique les testicules puissent être parfaitement formés et entièrement capables de remplir leurs fonctions, cependant ils sont rendus inutiles si leurs conduits déférents sont imparfaits. Heureusement néanmoins de telles imperfections sont rares, et lorsqu'elles ont lieu, elles affectent généralement un seul organe, l'autre demeurant propre à l'action génératrice.

La semence ou le fluide dont la sécrétion est faite par les testicules, est toujours, lors de l'évacuation, mêlée aux sécrétions des autres parties, telles que celles des vésicules séminales, de la glande prostrate, et des glandes muqueuses de l'urètre. Pour examiner la semence dans son état de pureté, elle doit provenir des vaisseaux déférents d'un animal mort récemment par suite d'accident, et non pas de maladie.

En examinant le fluide séminal, on y trouve les propriétés d'autres mucilages animaux. Il est d'une couleur blanche bleuâtre et a presque la consistance de la crème, mais il est plus inégal. Celui qui est déchargé d'abord par les animaux vivants a presque les propriétés de celui qu'on trouve dans les vases déférents et dans d'autres vaisseaux des testicules; il est plus blanc et plus opaque, pendant que celui qui suit ressemble davantage à la mucosité ordinaire du nez, mais est moins visqueux. Immédiatement après l'éjaculation, il a une odeur particulière et forte qui a été comparée à celle de la farine de châtaignes d'Espagne; cette odeur paraît provenir des sécrétions des vésicules séminales, de la prostate, et des glandes muqueuses de l'urètre, car la semence pure provenant de l'épididyme ou des vaisseaux déférents n'a pas d'odeur semblable. Un

PLANCHE 6. LAMINA 6 TAVOLA 6

PLATE 6.

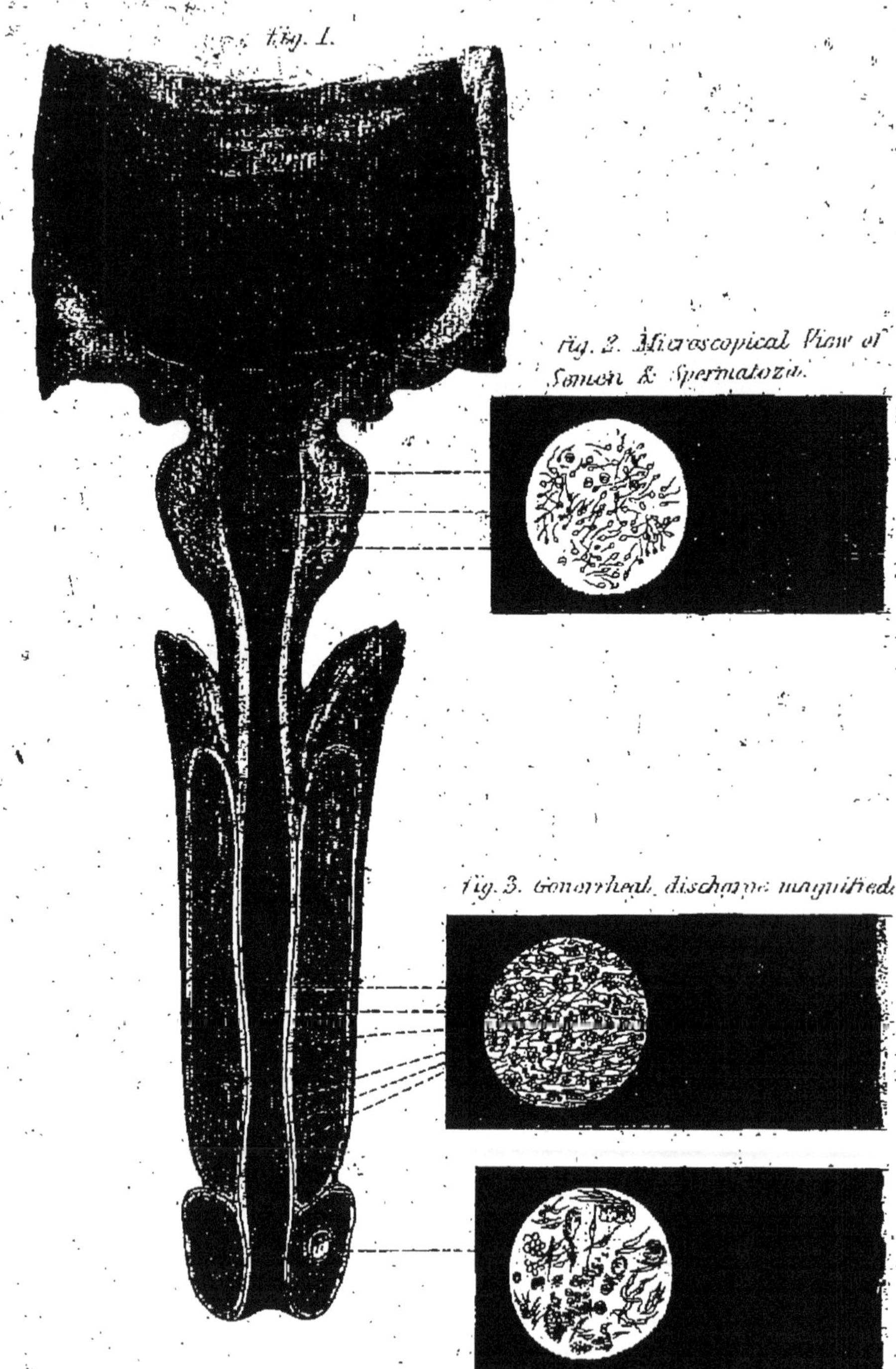

fig. 4. Syphilitic discharge magnified.

de nos plus éminents physiologistes dit que le goût en est d'abord insipide, quoiqu'il ait un certain degré d'âcreté, mais après quelques moments il pique la langue et donne une certaine chaleur à la bouche. Vauquelin lui attribue un goût piquant et tant soit peu astringent. Sa densité spécifique est plus grande que celle de tout autre fluide du corps; il ne se maintient pas au-dessus de l'eau, il peut se coaguler par l'alcool, il est soluble dans les acides nitrique et sulfurique, il s'amollit par les acides végétaux, il s'évapore par la chaleur, il perd sa viscosité lorsqu'il est mêlé à de l'eau de chaux, mais elle est augmentée par la potasse et la soude, et il s'épaissit par l'ammoniac. Lorsqu'il est exposé à l'air, il se liquéfie bientôt et devient alors spécifiquement plus léger qu'auparavant, mais il est toujours plus lourd que l'eau. Quand il se liquéfie, il se mêle à l'eau à toutes les températures, mais cela n'a pas lieu au moment de l'éjection, et l'eau ne peut le dissoudre à aucune température s'il n'a pas été précédemment liquéfié.

Suivant les expériences détaillées de Vauquelin, qui furent publiées dans les *Annales de Chimie* de 1791, et qui ont été citées par Fourcroy, Richerand et autres, la semence humaine paraît être composée de 90 parties d'eau, 6 parties de mucilages animaux, 3 de phosphate de chaux et une de soude. Il a un caractère alcalin très-marqué, il change en vert le sirop de violettes par la soude qu'il contient. Le mucilage animal n'est pas un pur albumen; mais Richerand dit qu'il faudrait plutôt le regarder comme une mucosité gélatineuse dont semblent dépendre son indissolubilité dans l'eau, son odeur et sa liquéfaction spontanée.

L'application du microscope à la semence a démontré que de très-petits corps y surnagent, lesquels se meuvent avec rapidité, et, par leurs mouvements variés, la manière dont ils évitent les obstacles, leur rétrocession et leur changement de rapidité, ont été considérés comme étant des animalcules. Ils ont la forme d'un petit crapaud; la tête ou le corps est rond, et la queue étroite. On en trouve un grand nombre dans le fluide séminal, en état de santé. On dit que Ludovic Haume a découvert ces animalcules et les montra à Lewenhoeck en 1677, qui prétend que cette découverte est la sienne.

Ces animalcules ne se trouvent pas, dit-on, dans le fluide que contiennent les organes séminaux avant la puberté, mais s'y trouvent toujours après cette période et ne disparaissent plus tant que l'homme possède la faculté de procréer. Lorsqu'ils ont été découverts chez des personnes de grand âge, on les a trouvés imparfaits; et chez les mulets, ils manquent complétement. Dans la semence des mulets, il arrive ordinairement que ces sortes de petits crapauds sont d'un nombre très-restreint et d'une formation très-imparfaite. Quelques physiologistes maintiennent qu'ils ne se trouvent pas dans la semence des personnes continuellement en proie à des maladies. Les théories auxquelles leur nature et leur utilité ont donné naissance sont très-multipliées.

Ces animalcules ou petits crapauds sont maintenant appelés spermatozoa, car les physiologistes doutent encore si ce sont des animaux parasites ou simplement des particules animées de l'organe dans lequel ils vivent. Un spermatozoon a le corps parfaitement transparent et la forme d'un ovale aplati ; il se termine par une queue en pointe et a environ la quarantième ou cinquantième partie d'une ligne en longueur. Wagner a démontré qu'ils se développent dans les cellules, et que leur origine vient des petits grains spermatiques formés par la dispersion des globes de ces cellules.

Ces animalcules sont particuliers au fluide spermatique et forment le principal caractère de cette sécrétion. Ils vivent pendant plusieurs heures après l'expulsion de l'urètre ; leur mélange avec le sang ne leur nuit pas, mais l'urine affaiblit leurs mouvements et hâte leur mort.

Le fluide spermatique contient aussi un certain nombre de petits corps granulaires, ronds et sans couleur, qui varient en quantité, mais sont ordinairement beaucoup moins nombreux que les spermatozoa. Ces deux éléments du sperme sont contenus dans un fluide transparent et clair appelé liqueur séminale. La quantité de fluide séminal émise pendant le coït varie entre deux ou trois drachmes.

Il y a un fait singulier qui se rapporte à l'histoire de ces animalcules : c'est qu'on en a découvert un très-grand nombre dans un état très-vivace, et dans plus d'une occasion, dans le fluide provenant de l'hydrocèle ou simple ou enkystée. Dans la première, ou la hydrocèle simple, on a attribué leur présence à une blessure faite au testicule par l'instrument pendant l'opération ; et dans l'hydrocèle enkystée, on suppose qu'elle est due à la rupture d'un des petits tubes séminaux.

On a déjà remarqué que les spermatozoa sont imparfaits dans la semence des mulets ou des animaux hybrides : de là provient sans doute l'impuissance ou la stérilité de ces créatures. Ils sont ordinairement incapables de remplir les fonctions génératrices. On cite cependant des cas à la fois chez les mammifères et chez les oiseaux, d'individus appartenant à l'espèce que l'on considère ordinairement

PLANCHE 7. LAMINA 7. TAVOLA 7.
PLATE 7.

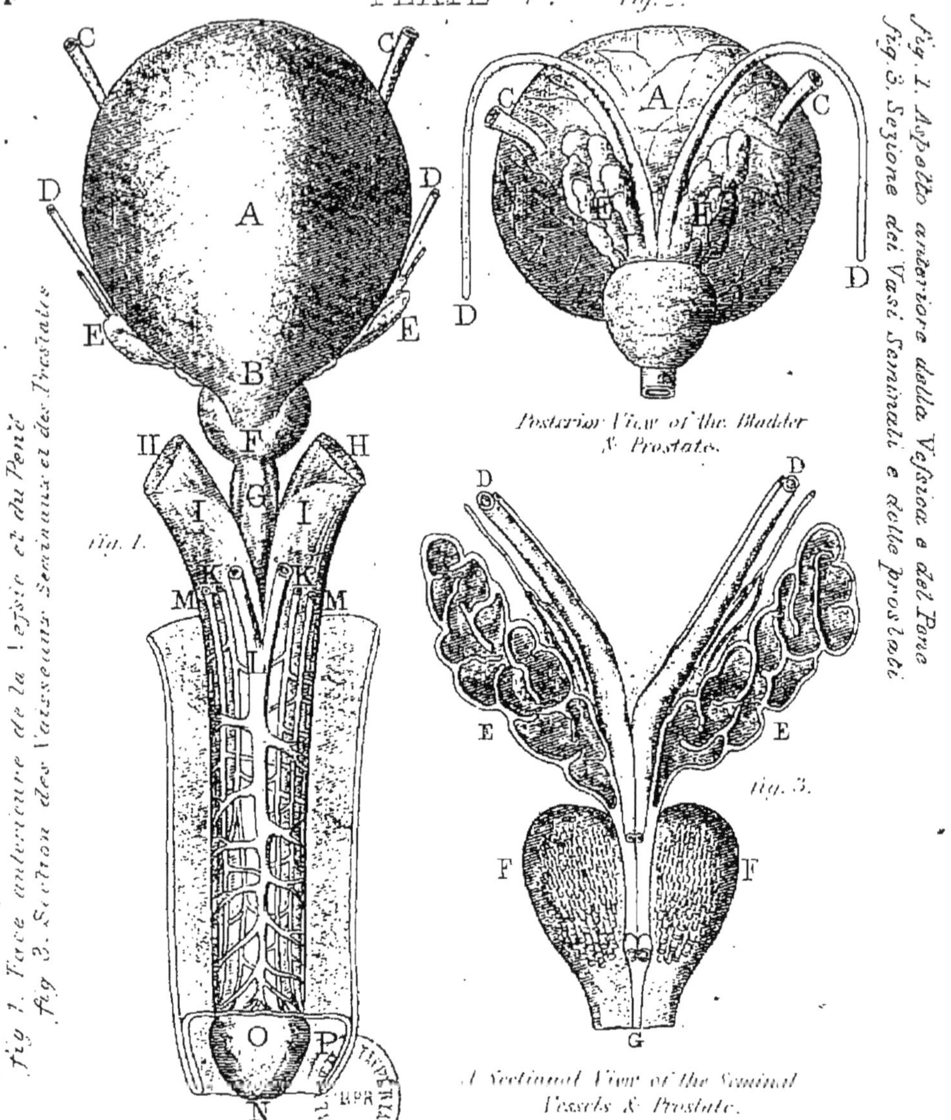

Front View of the Bladder & Penis.

fig 1. Aspecto anterior de la Vexiga y del Pene. fig 3. Seccion de los Vasos Seminales y de las prostatas

A. The Bladder.
B. Neck of the Bladder.
C.C. Ureters.
D.D. The vasa deferentia.
E.E. Seminal vesicles
F. Prostate
G. Urethra.
H. The Erector muscles of the Penis.
I.I. The Cavernous bodies of the Penis.
K.K. The Arteries of the Penis.
L. The great vein of the Penis.
M.M. Nerves of the Penis.
N. Orifice of the Urethra.
O. Gland of the Penis.
P. The Prepuce or fore skin.

comme distincte, où ils ont produit des jeunes qui de nouveaux étaient féconds. Aristote savait que le mulet pouvait s'accoupler avec les juments, et que la mule pouvait engendrer. On dit que eela arrive plus souvent dans les pays chauds ; mais cela a eu lieu en Ecosse. Buffon dit que le produit du bouc et de la brebis possède toutes les facultés de la production. Nous ne devons pas être surpris que ces animaux ainsi que le chamois puissent s'accoupler facilement, puisqu'ils sont à peu près de même grandeur, très-ressemblants dans leur conformation interne, habitués à la vie domestique et continuellement ensemble depuis leur naissance. Il y a la même facilité chez queiques oiseaux où de tels accouplements sont très-productifs et donnent une race très-prolifique. Le serin s'accouple avec le verdier et le chardonneret ; le serin femelle s'accouple avec le pinson, le bouvreuil et le moineau. La progéniture dans tous ces cas est prolifique et produit non-seulement avec les deux espéces dont il proviennent, mais avec les autres. Le coq ordinaire et la perdrix, le coq et la pintade, ainsi que le faisan et la poule peuvent aussi engendrer.

Malgré tous ces exemples et tous ceux que l'on pourrait encore citer, la règle générale est que les hybrides sont incapables de remplir les fonctions génératrices de manière à engendrer, et c'est une sage loi de la nature qu'il en soit ainsi, afin d'empêcher la terre d'être peuplée de monstres, ainsi que cela aurait lieu si la fécondation était généralement le résultat du coït entre les individus d'espèce différente.

Les vésicules séminales sont deux sacs ou bourses obliques derrière et sous la vessie entre celle-ci et le rectum et en rapport immédiat avec elle au moyen du tissu cellulaire. La partie qui touche à la vessie est concave et la surface opposée est convexe. Elles sont dans une position oblique, leurs extrémités inférieures n'étant séparées que par les vaisseaux déférents pendant que leurs extrémités supérieures sont à une distance considérable les unes des autres. Ces dernières sont les plus grosses et leur plus grande largeur est d'environ trois ou quatre fois moindre que leur longueur, et leur épaisseur est d'environ un tiers moindre que leur largeur. Ils ont à peu près trois doigts en longueur. Leur grosseur varie suivant les hommes, mais cette variation ne semble pas dépendre de la taille. car dans quelques hommes de petite stature elles sont en tout point plus grosses que chez d'autres de haute taille. Leur apparence externe est inégale, en ce qu'elle se composent de plusieurs rouleaux qui, étant longtemps trempés et soigneusement disséqués, peuvent être déroulés et alors elles ont l'apparence de longs vaisseaux avec des ouvertures sur les côtés ; ils étaient dans l'origine ainsi disposées pour correspondre les uns avec les autres et permettre au contenu des vésicules de passer par eux d'une partie du tube à l'autre. Quand elles sont élargies, elles paraissent former de grandes cellules irrégulières ; ceci est plus faiblement visible lorsqu'elles ont été enflées, séchées, puis ouvertes.

Les vésicules séminales ont deux enveloppes, dont l'une, l'extérieure, a dans l'homme une apparence musculaire, et est très-marquée dans quelques quadrupèdes ; l'enveloppe intérieure est beaucoup plus vasculaire, et partout sur sa face interne, formée de petites cellules d'une apparence ressemblant à des rayons de miel, (voyez gravure 3 : E.) desquels sortent des *villi* saillants et courts ; ces cellules sont à la fois irrégulières en grosseur et en forme, et semblables à celles qui se trouvent à la surface interne de la vésicule du fiel et des conduits de la bile ; l'enveloppe interne a ainsi l'apparence d'être une membrane préposée à la sécrétion. Les vésicules séminales sont bien fournies d'artères, de veines, de nerfs et d'absorbants. Près de la prostate, les cellules cessent de paraître ; la vesicule se contracte et forme une espèce de conduit qui s'unit avec le *vas deferens* (D) au moyen d'un angle très-aigu. Le lieu de leur jonction est marqué par un septum saillant ou une valve (F) par laquelle le contenu des vaisseaux déférens est transporté dans les vésicules séminales.

Le conduit éjaculatoire ainsi formé par la réunion du *vas deferens* et de la vésicule séminale, a un demi ou trois quarts de pouce de longueur; il devient plus étroit en passant derrière le troisième lobe de la prostate, traverse ce corps, et longeant une partie de la surface inférieure de l'urètre, entre obliquement dans ce canal par une petite ouverture sur le côté du *caput gallinaginis*.

La jonction des deux vaisseaux qui forme ce conduit commun est telle, quoiqu'il forme un angle bien aigu, que l'air que l'on fait pénétrer dans le *vas deferens* au moyen d'un soufflet, enflera la vésicule séminale avant qu'il n'entre dans l'urètre, mais si on l'y introduit avec force, il enflera immédiatement et l'urètre et la vésicule séminale.

Qu'on examine le fluide contenu dans la vésicule séminale, il parait être d'une couleur brunâtre et bien plus liquide que le fluide contenu dans les vaisseaux déférens, il varie en consistance et en couleur dans différentes parties de la vésicule. Il n'a pas la même odeur que la semence, ni ne devient pas comme elle plus liquide en étant exposé à l'air. Dans les corps morts depuis quelque temps, la couleur est d'un brun sombre; on peut supposer que ceci provient d'un changement des propriétés sensibles du contenu de la vésicule, par suite de la putréfaction; mais lorsque les contenus de la vésicule et du vaisseu déférent du même côté ont été comparés, on a trouvé qu'ils différaient dans leur aspect et dans leurs autres propriétés. Hunter a examiné les contenus des vésicules séminales dans certains cas immédiatement après la mort, et a trouvé que quoiqu'ils fussent d'une couleur plus légère que d'habitude, il n'y avait pas d'odeur comme celle qui est particulière à la semence. Il conclut donc que les vésicules séminales ne servaient pas de réceptacle à la semence, mais simplement à la sécrétion d'une espèce de mucosité qui leur est propre; et quoique l'usage auquel elles sont préposées, ne soit pas connu, il pensait que l'on devait, après tout, en conclure qu'elles servaient avec d'autres parties à l'acte générateur. Hunter ajoutant d'autres raisons à l'appui de l'opinion, que les vésicules séminales ne servent pas de réservoir séminal, s'est assuré que leur contenu particulier se trouvait toujours dans les vésicules de personnes qui pour une raison ou pour une autre avaient subi la castration d'un des testicules.

Les vésicules séminales dans les animaux présentent bien des particularités, et dans quelques uns elles manquent totalement. Chez le cheval elles ne communiquent en aucune façon avec le *vas deferens,* ou du moins le passage ordinaire est si court qu'il n'admet pas le regorgement du *vas deferens*. Elles ne sont pas de la même grandeur dans le hongre et dans l'étalon, étant plus grandes dans ce dernier; mais le contenu est presque identique et en quantité égale dans chacun. Elles sont très-grandes dans le sanglier, et sont divisées en cellules d'une étendue considérable, qui ont un canal qui leur est commun. Elles ne communiquent pas avec les vaisseaux déférens et leur contenu ne se ressemble pas. Il en est de même avec le rat et le castor; dans ce dernier elles aboutissent au *caput gallinaginis* et sont enroulées. Dans le cochon-d'Inde elles forment de longs tubes cylindriques et n'ont aucune communication avec les vaisseaux déférens.

Cependant ces faits ne démontrent pas d'une manière irréfragable que dans l'homme la semence ne puisse pas passer des vaisseaux déférens dans les vésicules. Il n'y a point de tissus anatomiques ou mécaniques qui puissent empêcher de tels cas, car, quoique l'angle soit très-aigu entre les deux vaisseaux au point de leur jonction; cependant, d'après la longueur du tube ordinaire et la largueur de cette partie formée par les vésicules où les deux vaisseaux se rencontrent, ainsi que par la très-petite ouverture au moyen de laquelle elles communiquent avec l'urètre, le fluide (qui à cause de la longueur et les sinuosités des tubes séminaux doit venir très-lentement des testicules) pénetrera bien plus facilement avec les vésicules par la grande communication que par les petites avec l'urètre, à moins qu'il n'y en ait empêchement de la part des vésicules qui pourraient tenter d'y jeter leur contenu dans l'urètre au même moment. Pendant le coït cette tentative a lieu, et les deux fluides passent en même temps dans l'urètre, où le fluide dont la secrétion est faite par les vésicules, se mêlant à celui qui sort des testicules par les vaisseaux déférens, il s'en produit par ce moyen une assez grande quantité pour détendre suffisamment le sinus de l'urètre, afin que les muscles d'éjection puissent agir sur son contenu avec plus de puissance.

Le même effet peut se produire que les vaisseaux déférens et les vésicules séminales communiquent ou non entre eux, pourvu qu'ils aboutissent tous les deux à l'urètre l'un près de l'autre, et qu'ils y transportent leur contenu ensemble et en même temps.

Dans les corps morts on a souvent trouvé que l'air ou tout autre fluide, lorsqu'ils ne pénètrent pas avec beaucoup de force dans le vas déférens, remplissent les vésicules avant d'entrer dans le canal de l'urètre, et en examinant le contenu des vésicules, quoique le fluide contenu près du *fundus* soit d'une couleur, d'une consistance et d'une odeur différente de celles de la semence, cependant eelui que l'on trouve près du col, lui ressemble souvent, ainsi qu'au fluide contenu dans les extrémités plus grandes des vaisseaux déférens.

Par l'excitation fréquente des passions, et la difficulté de les satisfaire dans l'état de civilisation, la sécrétion du fluide doit souvent avoir lieu dans les testicules, lorsque l'évacuation ne peut pas en être faite naturellement, et quoique son accumulation dans cet organe produise quelquefois un état de tension et de la douleur, cependant le trop plein des vaisseaux s'écoule sans que ces symptômes désagréables aient lieu. Donc lorsque le *vis a tergo* ne chasse plus la semence avec modération, les propriétés musculaires du *vas deferens* peuvent aider à transporter ce fluide dans les vésicules, qui peuvent le recevoir, jusqu'à ce que le moment de l'éjaculation arrive. Elles peuvent ainsi dans certaines circonstances, qui arrivent chez l'homme plutôt que chez la brute, être employées comme réservoir, quoiqu'elles soient ordinairement préposées à la sécrétion d'un fluide qui se mêlant à la semence pendant le coït, peut rendre l'acte plus parfait et plus propre à la fécondation.

Une autre raison vient à l'appui de cette théorie, que les vésicules animales servent de réservoir à la semence de l'homme, dans le fait bien connu, que les animaux possèdant un pénis, mais dépourvus de vésicules animales, restent longtemps en contact sexuel, parceque le fluide nécessaire à la fécondation, par le long parcours qu'il doit faire pendant le coït, ne coule de l'urètre que goutte à goutte.

Une communication distincte entre les vésicules séminales et les vaisseaux déférens, n'a lieu que chez l'homme, ainsi que chez les animaux qui lui ressemblent, comme chez le singe. Les vésicules manquent totalement chez le lion, la panthère, le chat et le chien.

Lawrence, dans ses discours sur la physiologie de l'homme, dit : « Vu que chez quelques animaux les vésicules séminales ne commnniquent pas avec les vases déférens et qu'elles ne peuvent par ces causes recevoir le fluide, dont la sécrétion s'est faite dans les testicules, on a conclu qu'elles ne servaient pas chez l'homme de réservoir pour la sécrétion séminale, même où elles ont une communication si facile avec les vases déférens, que les fluides passent dans celles-là, et même les détendent avant qu'ils n'entrent dans l'urètre. La disposition organique diffère dans les deux cas, et cette différence nous porte à nous attendre à une modification dans les fonctions, au lieu de nous autoriser à conclure que les mêmes fonctions s'exécutent exactement de la même manière dans les deux cas. Si nous rencontrions des animaux chez qui le canal cystique aboutit aux petits intestins séparément de l'hépatique, en concluerions-nous que la vesicule du fiel de l'homme n'est pas un réceptacle de la bile hépatique ? »

La *prostate* dont nous avons déjà parlé succintement, ressemble tant soit peu à une châtaigne par la grosseur et la forme. Elle est située derrière et sous la vessie et au dessus et en avant du rectum. La base est penchée vers le haut et vers la partie postérieure, et le sommet est dirigé vers le bas et la partie antérieure. Une brêche dans le milieu de la base divise la prostate en deux tubes latéraux au-dessus desquels se trouvent les parties les plus basses des vaisseaux déférens et des vésicules séminales dont les conduits commencent à pénétrer dans la glande par le milieu de la brèche, et alors passent dans la partie inférieure de l'urètre, là où il est entouré de la substance de la glande,

Le col de la vessie est entouré par la prostate, comme l'est aussi le commencement de l'urètre, qui, par cette cause, porte le nom de partie prostatique.

La glande communique avec la symphise du pubis et des branches descendantes, par un fort faisceau et par des surfaces planes de fibres musculaires qui servent à le maintenir, et en opérant une pression dessus pendant la contraction, aident à transporter le fluide provenant de la sécrétion depuis ce point (la glande) jusqu'à l'urètre. Sa substance est ferme et compacte, et lorsqu'on la coupe, elle produit la même sensation que lorsqu'on divise un cartilage. Sa substance est plus blanche que celle de toute autre glande.

Derrière la naissance de l'urètre, entre le passage des conduits des vaisseaux déférents et des vésicules séminales, il y a une partie de la prostate qui est en rapport avec les deux lobes latéraux ; cette partie s'appelle quelquefois troisième lobe de la prostate. Quand la glande s'élargit par suite de maladie, cette partie tend à s'élever vers la cavité de la vessie, immédiatement derrière la naissance de l'urètre, et quelquefois est inclinée au-dessus de l'ouverture, agissant comme une espèce de viaduc pour empêcher l'expulsion de l'urine.

La prostate est alimentée de sang par les branches provenant de la pudique interne, lesquelles sont comparativement plus nombreuses ; ses veines et ses absorbants sont nombreux, et se vident dans ceux qui sont en rapport avec la vessie. Les nerfs de la prostate sont des branches venant du plexus intercostal, lesquelles s'unissent avec d'autres venant des quatrième et cinquième nerfs. Le tissu qui sert à la sécrétion ressemble à celui des glandes conglomérées, et est formé de petites cellules d'où partent de petits conduits qui s'unissent ensemble de manière à former plusieurs vaisseaux se terminant par des ouvertures séparées près du caput gallinaginis. Le fluide dont la sécrétion est faite est d'une couleur blanche; dans les corps morts il est d'une couleur un peu sombre, il est visqueux et a un goût légèrement salé. Quand le passage de l'urètre à travers la glande est ouvert sur le devant, et que la substance de la glande est pressée, on peut voir ce fluide sortir de plusieurs pores dans la face inférieure du canal. Il semble servir à adoucir la surface de l'urètre, à travers lequel la semence doit passer. Il sort en grande quantité quand les parties sont dans un état propre au coït immédiat ; une grande partie de ce fluide se mêle alors avec le fluide séminal, et est déchargée avec ce fluide quand l'éjaculation a lieu.

Le fluide de la prostate, comme celui des vésicules animales, n'est pas absolument nécessaire à la génération dans tous les animaux qui possèdent des testicules, et quoique la glande se trouve dans l'homme et chez le singe, le lion, le chien, etc., elle ne se trouve pas chez le taureau, le daim, le bélier et le bouc, et probablement chez tous les animaux ruminants. Dans ces derniers, les enveloppes des vésicules séminales sont plus épaisses et plus glandulaires que dans les animaux qui ont des prostates. Hunter émet donc l'opinion que les vésicules séminales remplissent presque le même but que la prostate, la glande et les vésicules, chez les oiseaux et chez les animaux amphibies, ainsi que dans les poissons qui ont des testicules, comme les raies. On dit que la prostate est double chez l'éléphant, le chameau, le cheval et quelques autres animaux.

La semence est évacuée dans la partie de l'urètre qui est entourée des conduits excrétoires de la glande prostate, qui décharge sa sécrétion dans l'urètre par vingt-quatre petites ouvertures au moment de l'éjaculation de la semence. Six de ces ouvertures excrétoires se trouvent placées devant les trois ouvertures par lesquelles la semence est émise, six derrière ces ouvertures et six de chaque côté. A cause de cela, la semence n'est jamais évacuée que lorsque la liqueur de la glande prostate la précède et la suit. On voit donc combien il doit importer à la santé que la sécrétion de cette glande soit dans un état de pureté et de santé convenable, puisqu'elle est en rapport si intime avec les fonctions si délicates de l'économie animale. La semence et la sécrétion de la glande prostate sont intimement mêlées ensemble dans l'urètre, et cette dernière est quelquefois absorbée dans les vésicules séminales mêmes; car ces vésicules et la glande prostate sont enveloppées par les mêmes membranes musculaires. L'humeur formée par la glande prostate, quand elle est en bonne santé, est douce ou balsamique, quelque peu huileuse ou blanche; mais quand elle est atteinte par la maladie, elle a l'apparence d'une matière putride qui proviendrait d'un ulcère, quoiqu'il puisse ne pas en exister dans cette partie. La sécrétion en est très-abondante lorsqu'elle est saine, et son action continue après que les testicules ont été enlevés; mais elle n'est pas alors le moins du monde fécondante, et par cette cause semble destinée par la nature à nourrir, détremper et transporter la semence purifiée, épaisse et cendrée.

Nous avons vu quelquefois, dans les hommes les plus sains qui se sont longtemps abstenus des plaisirs de l'amour, un copieux écoulement de l'humeur de cette glande, qui se trouvait dans un état relâché, pendant lequel l'éjaculation de la semence ne faisait pas le moindre effort, et par suite du travail de l'imagination, surtout pendant le sommeil, ce qui a souvent occasionné l'atrophie ou la consomption lorsque des secours efficaces n'y ont pas été apportés. Plus tôt le patient portera remède à l'état relâché de la glande, mieux cela vaudra. On nous a quelquefois consulté lorsque des médecins ont traité le patient comme si cette humeur de la glande prostate avait une cause vénérienne. Des erreurs de cette espèce ont fait beaucoup de mal. Cette humeur découle de la grande prostate seule, dont il dégoutte lentement, sans aucune éjaculation et contrairement à la semence dont il diffère. Ainsi nous nous apercevont que cette humeur ne manque pas chez les eunnuques, quand ils sont en état d'érection, et la même liqueur coule quelquefois chez les hongres quand ils essaient de franchir un obstacle en sautant.

Cette sécrétion, qui ressemble à la semence dans les animaux châtrés, n'a aucun principe fécondant; mais quoiqu'elle ne possède aucune vertu prolifique, il n'y a point de bonne semence lorsque ces parties sont atteintes de mal. De sorte que ceux qui sont sur le point de se marier doivent s'assurer que cette humeur de la glande prostate est saine, car sans cela de grands maux, et surtout la stérilité, peuvent en être la conséquence. Plus d'une belle propropriété est passée dans des mains étrangères, faute d'un héritier, et plus d'un titre s'est éteint par cette cause, le véritable état de choses n'ayant jamais été découvert.

Les personnes saines séparent continuellement la semence du sang, lequel étant retenu et épaissi, comme le blanc de l'œuf ou comme l'amidon, serait sans mouvement, si ce n'était le fluide plus liquide de la glande prostate qui s'y mêle et sert comme de l'huile à adoucir l'urètre. De plus, comme l'animalcule doit rester longtemps peut-être avant qu'il n'arrive dans la matrice, il est nécessaire qu'il soit suffisamment alimenté; car si la nature n'alimentait pas l'animalcule quand il est formé, il périrait certainement; et cette liqueur nutritive est celle de la glande prostate qui, dans quelques animaux, est plus grande que ne le sont les testicules mêmes.

Les glandes de Cowper qui sont situées entre la bulbe de l'urètre et la partie membraneuse, sont à peu près de la grosseur de deux petits pois. Ils aboutissent au canal par deux petits conduits, et paraissent servir à la sécrétion de la mucosité qui adoucit l'urètre. Elles varient beaucoup en grosseur et en consistance, et quelquefois ne s'y trouvent pas du tout.

L'urètre, qui est un canal membraneux s'étendant depuis le col de la vessie jusqu'au bout de la verge, se divise en parties prostatiques membraneuses, bulbeuses et pendantes. Ses enveloppes sont semblables à celles de la vessie, dont il paraît être une continuation. La première partie ou partie prostatique, qui part immédiatement du col de la vessie, est entourée de la prostate, dans laquelle il pénètre à la surface supérieure et antérieure, un peu plus avant la brèche à la base, et se dirige dans une position légèrement courbée, vers le pubes. A la partie de sa face interne, il se trouve un corps saillant nommé *caput gallinaginis* ou *verumontanum*, sur les côtés duquel les conduits ordinaires des vaisseaux déférents et les vésicules séminales aboutissent au canal, ainsi que les conduits de la prostate.

La partie de l'urètre entre les parties prostatiques et bulbeuses, est appelée membraneuse, et la raison que l'on en donne est que sa circonférence est moindre que celle de toute autre partie du canal. Elle a ordinairement un pouce de longueur quand la verge est en érection : sa forme est cylindrique pendant une moitié de sa longueur. L'urètre prend bientôt après le nom de bulbeux, quand il rencontre la partie pendante du bulbe, dont il ne pénètre pourtant pas la substance avant d'atteindre l'arche du pubes. A cet endroit il est attaché à la symphise par les fibres musculaires. Ces muscles influent sur l'expulsion de la semence. L'urètre dans cette partie s'élargit un peu à sa partie inférieure, en formant une espèce de sinus dans lequel on suppose que la semence peut s'accumuler jusqu'à ce qu'une quantité suffisante s'y trouve concentrée. Ensuite le canal s'incline en avant, et est entouré de corps spongieux dans son parcours, le long de la face inférieure de la verge.

Toute la face interne de l'urètre est abondamment fournie de mucosité, afin de la protéger contre l'âcreté de l'urine. Sa sécrétion se fait en partie par des vaisseaux qui forment de petites saillies sur la face interne du canal, comme le fait voir la gravure (fig. 1), et en partie par des tissus glandulaires situés au fond et sur les côtés des nombreuses lacunes ou dépressions répandues par toutes les parties de la membrane interne, dont les ouvertures sont dirigées vers les extrémités de l'urètre, de sorte que la mucosité est exprimée de leurs cavités par l'urine, au moment où elle découle de la vessie. Ces lacunes varient beaucoup en grandeur, les plus grandes se trouvant en plus grand nombre à la face supérieure.

L'urètre est très-vasculaire et possède un certain degré d'élasticité. Les membranes sont très-minces et presque transparentes, et dégarnies de fibres, de sorte que par lui-même, il ne possède pas la faculté de contraction musculaire ni de relaxation. Il est néanmoins pourvu de muscles dont la fonction est d'aider à l'expulsion de l'urine et aussi de la semence pendant le coït. La partie membraneuse est entourée d'un assemblage de veines qui communiquent facilement ensemble et aboutissent aux veines de la vessie. Elles sont aussi en rapport avec le corps spongieux : sa longueur est d'environ douze pouces, mais elle varie suivant les individus.

La verge se compose de corps caverneux (corpora cavernosa) et du corps spongieux (corpus spongiosum) ; ce dernier aboutissant au gland ou glandes. Ceux-là sont couverts d'une enveloppe de téguments ordinaires.

Les corps caverneux commencent par deux corps appelés crura, un de chaque côté de l'*ischia* ; ils s'unissent au-dessous et sur le devant de l'arche du pubis, et forment la partie supérieure de la verge : dans la concavité supérieure se trouvent une grosse veine, deux artères, des nerfs et des absorbants, et dans celle inférieure, le corps spongieux qui enveloppe l'urètre. Le corps spongieux commence au bulbe, sous la forme d'une bosse oblongue et périforme. Il est incliné en avant devenant graduellement plus étroit, jusqu'à ce qu'il atteigne la concavité à la partie inférieure des corps caverneux; il devient alors cylindrique, jusqu'à ce qu'il prenne une forme conique, lorsqu'il aboutit au gland de la verge. Suivant quelques anatomistes, il se compose simplement d'un assemblage de veines communiquant librement ensemble; tandis que selon d'autres, il se compose de cellules formées et divisées par un treillis, semblable pour la construction, aux corps caverneux, mais plus petit et plus régulier.

La surface convexe conique du gland est couverte d'une fine membrane, d'une couleur semblable à la partie rougeâtre des lèvres. A sa base ou au faîte se trouvent des rangées de papilles saillantes qui servent à la sécrétion d'une matière cébacée d'une odeur particulière. Le gland, qui est doué d'une sensibilité exquise, est protégé par l'enveloppe mobile appelée prépuce, lequel est attaché à la verge immédiatement au-dessous de l'ouverture de l'urètre, par le lien appelé frœnum ou frein. Ce dernier limite les mouvements du prépuce et le maintient à sa place.

La substance spongieuse de l'urètre qui forme le gland de la verge, est couverte extérieurement d'une membrane mince ou épiderme, sous laquelle se trouvent les papilles si nerveuses et si sensibles, siége du plaisir et de la douleur dans cette partie. Nous pouvons maintenant comprendre pourquoi certaines personnes dans l'action du coït, n'ont pas les glandes gonflées, quoique toute la verge le soit, parce que les glandes appartiennent entièrement

PLANCHE 8 LAMINA 8 TAVOLA 8

PLATE 8.

fig 1. L'Uretra aperto fig 2. Il Pene aperto
fig 3. Il Corpo del Pene aperto mostrando la corpora cavernosa

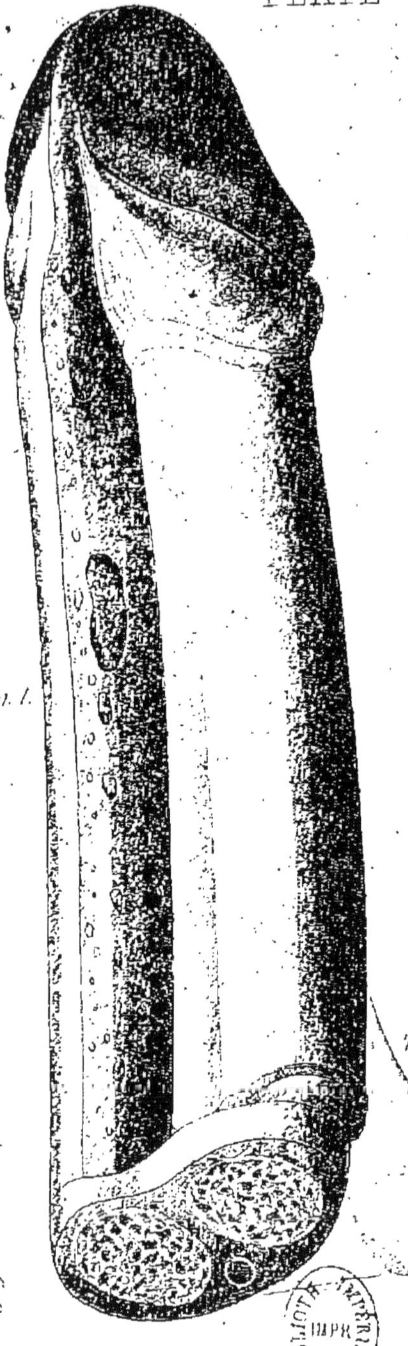

fig 1. L'Urètre [illegible] fig 2. Le Pene [illegible]
fig 3. Le Corps du Pené vu ouvert montrant la corpora cavernosa

fig. 1.

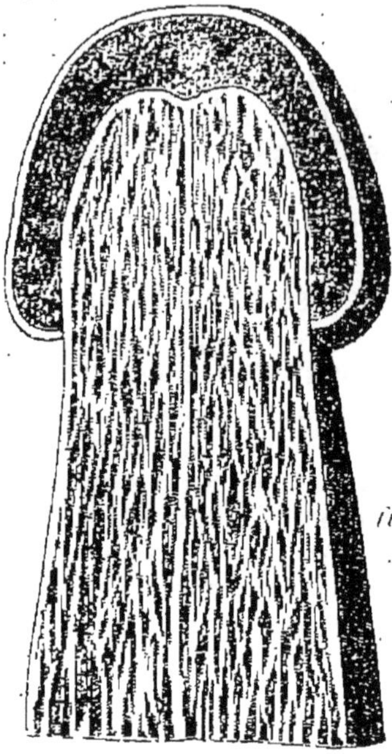

fig. 2.

The Penis laid open

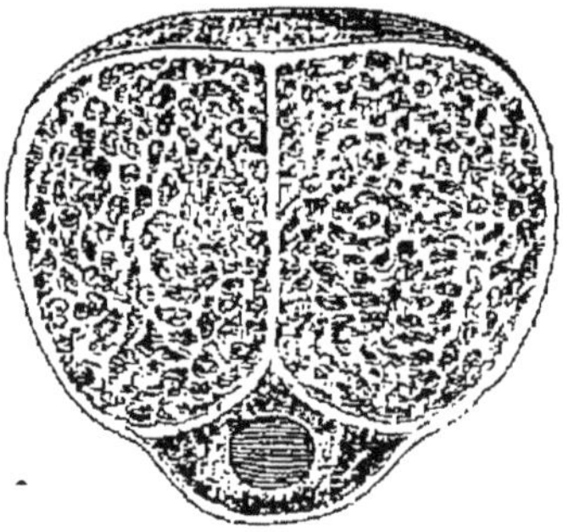

fig. 3.

The Body of the Penis laid open shewing the Corpora Cavernosa.

The Urethra laid open

fig 1. El Uretra abierto fig 2. El Pene abierto
fig 3. El Cuerpo del Pene abierto mostrando la corpora cavernosa

à la partie caverneuse de l'urètre; et si ce corps est paralysé ou affaibli par suite de quelque cause précédente ou existante provenant quelquefois d'habitudes vicieuses, l'impuissance en sera le résultat chez ceux dont le corps spongieux de l'urètre n'est pas gonflé; ce qui n'étant pas parfaitement compris par le médecin, ne peut être guéri.

D'où il s'ensuit que, chez les personnes saines dont les organes sont en bon état au moment de l'éjaculation de la semence, les glandes et tout le corps caverneux de l'urètre sont très-enflés et près d'éclater; mais bientôt après une espèce de mouvement convulsif a lieu, et la semence est déchargée avec une légère perte de forces pendant quelques moments, par tout le corps, qui reprend bientôt sa vigueur habituelle.

Pendant le coït, le corps spongieux et le gland de la verge se gonflent, parce que leur sinus vasculaire, et tout le canal de l'urètre, est allongé, mais rendu plus étroit et plus droit. La semence est graduellement déposée dans le sinus du bulbe, les glandes se trouvant à l'autre extrémité du corps spongieux, et douées d'une sensibilité excessive, excitent, lorsqu'il y a une quantité suffisante de semence l'action des muscles qui couvrent le bulbe, et la contraction des fibres ayant lieu, la semence est rapidement lancée dans le canal; le sang dans le bulbe est en même temps poussé en avant, mais comme il demande une plus forte impulsion, il forme une vague ondulante derrière la semence, en rétrécissant l'urètre et en la chassant avec une force nouvelle.

Les corps caverneux sont couverts d'un ligament blanc et élastique d'une certaine épaisseur, mais pas très-vasculaire, et sont séparés par un septum percé qui permet au sang contenu dans le tissu cellulaire de passer facilement des uns aux autres par ses ouvertures. Ils se composent de cellules nombreuses de grandeur et de forme très-irrégulières, bornées par une substance membraneuse ressemblant à un filet, qui permet une communication entre les cavités aussi facile que par le septum. Les cellules des corps caverneux sont, à ce que l'on pense, plus ou moins musculaires, et l'on affirme que dans le cheval ils le sont sans aucun doute. Ces corps sont alimentés de sang, par les branches de la pudique qui se subdivise en petits vaisseaux distribués de tous côtés dans tout leur tissu.

Lorsque les désirs sexuels n'existent pas, le sang n'est pas déversé des cellules mais retourne aux veines comme d'habitude et la verge reste flasque; mais lorsqu'on est sous l'influence d'impressions particulières qui excitent les nerfs de ces parties, les petites branches artérielles, dont les orifices étaient auparavant fermés, subissent tout-à-coup un redoublement d'action et deversent le sang par leurs ouvertures, dans ces cellules, de façon à les gonfler en surmontant la puissance élastique qui ordinairement les tient resserrées. De cette façon la verge devient propre à transporter la semence aux organes générateurs de la femme. L'érection de la verge est grandement favorisée par l'action de certains muscles appelés érecteurs de la verge.

La grande veine de la verge qui est composée de branches venant des côtés glandulaires du corpus spongiosum et de tégumens ordinaires, parcourt le dos de la verge dans la concavité supérieure jusqu'à sa racine où elle se divise en deux vaisseaux qui passent sous l'arche du pubis, recoivent d'autres veines de la prostate et de la vessie et se vident dans l'iliaque interne. Les absorbants de la verge sont très-nombreux et se terminent dans les glandes de l'aine. Les nerfs viennent des nerfs lombaires et sacrés et du plexus inférieur mésentérique.

Nous allons terminer ce chapitre par quelques observations sur la puberté et les changements qu'elle apporte dans le système physique.

L'approche de la puberté produit des changements marqués dans le système général de l'homme, ainsi que dans les organes locaux qui servent à la génération. La croissance de la barbe et l'apparence de poils sur les pubis, le changement particulier de la voix, la plus grande fermeté des muscles, le changement extraordinaire qui s'opère dans les passions et dans les sentiments ainsi que l'accroissement de la verge et des testicules, sont les signes d'une révolution dans le système physique au moyen desquels il est rendu plus propre à la procréation de l'espèce. Le désir de la possession de la femme, que la nature a sagement placé chez l'homme, se développe après la période de la puberté, et les organes préposés à l'acte générateur prennent bientôt toute leur vigueur et toute leur force.

L'âge auquel ces changements remarquables ont lieu dans les organes et que l'on appelle puberté, varie suivant le climat et la constitution de l'individu. La période de puberté a lieu plus tôt dans les climats chauds que dans les climats froids ; dans les climats tempérés, il a lieu depuis la quatorzième année jusqu'à la dix-septième année ; les passions de la jeunesse qui habite les grandes villes se trouvent néanmoins plutôt excitées que celles de la population agricole, vu les plus fortes tentations auxquelles elle se trouve exposée.

Chez les animaux qui ne jouissent pas de la raison pour les guider dans leurs actions, le désir de la copulation se fait sentir périodiquement, et dans quelques-uns, les testicules augmentent en grosseur jusqu'à ce que la saison de la procréation soit passée, et alors ils diminuent et restent petits jusqu'à la saison suivante. On en a l'exemple dans les testicules du moineau, lesquels augmentent progressivement en grosseur depuis le mois de janvier jusqu'à la fin d'avril, époque à laquelle la saison d'amour de ces oiseaux est écoulée. L'accroissement et la diminution de grosseur de ces organes, n'a pas seulement lieu chez les oiseaux, mais a été remarquée dans bien d'autres animaux et particulièrement chez le mulot et chez la taupe.

Il y a plusieurs raisons que l'on pourrait citer à l'appui de l'existence d'un désir périodique de copulation chez les animaux; car s'il n'en était pas ainsi, comme les désirs des rapports sexuels sont très-violents et que les animaux ne possèdent pas un éclair de raison qui leur permette de refreindre leurs passions, il est probable que par suite de la fréquence avec laquelle ils s'y abandonneraient, toutes leurs autres habitudes pourraient se perdre, jusqu'à la nécessité même de se pourvoir de la nourriture propre à leurs besoins présents et futurs; il arriverait aussi que chez les animaux qui sont très-productifs et qui ne portent pas longtemps leurs jeunes, que leur nombre serait bientôt immense et surpasserait les moyens nutritifs que la nature leur a alloués. On pourrait donner encore une autre raison telle que si les animaux domestiques étaient toujours en chaleur, ils serviraient peu à l'usage de l'homme, tandis que la chair des animaux sauvages serait trop grossière et trop coriace, et conséquemment impropre à sa nourriture.

La saison pendant laquelle le désir de la copulation existe chez les animaux est celle du printemps, peu d'entr'eux éprouvent de désirs sexuels pendant l'hiver, à l'exception de la grenouille, du loup et du renard; la rigueur du froid semble détruire au moins momentanément de pareils sentiments. D'un autre côté, dans les climats où l'été est très-chaud, les organes génitaux des animaux deviennent alors si relâchés qu'ils sont incapables de remplir les fonctions génératrices.

Le cas est quelquefois différent chez les animaux domestiques; les désirs sont moins périodiques, comme la sécrétion de la semence n'est pas empêchée par le froid, auquel ils sont moins exposés et comme les circonstances dans lesquelles ils sont placés, sont entièrement différentes.

Chez l'homme, le désir de la procréation naît à l'époque de la puberté, et il peut s'y livrer dans toutes les saisons et à tous les moments, si la santé et les facultés requises ne lui font pas défaut. Ayant reçu de la nature les hautes facultés de la raison, il se trouve libre dans ses actions, avec le pouvoir d'user ou d'abuser de ses capacités, bien averti que s'il en abuse il devra en subir les conséquences. L'homme n'est point affecté par les variations de la température comme les animaux, et il n'est pas aussi sensible qu'eux à la forte chaleur ou au froid rigoureux et conséquemment les testicules de l'homme sont ordinairement de la même dimension pendant toute l'année après la période de puberté.

Le désir de rapports sexuels commence chez l'homme avec la puberté et est conforme à la sécrétion de la semence dans les testicules. Il serait hasardé de dire qu'il est subordonné à cette sécrétion comme le désir de la copulation et la sécrétion de la semence sont les signes du grand changement qui a lieu dans le système physique à cette époque. Il n'existe pourtant pas avant que les testicules n'aient grossi et ne remplissent leurs fonctions ; et l'on affirme, mais avec inexactitude, qu'il s'éteint chez ceux qui ont subi l'opération de la castration. Les eunuques seuls qui ont été privé des organes de la génération avant la puberté, n'éprouvent pas le désir de la procréation ; ceux à qui l'on a ôté les testicules postérieurement à cette période, nourrissent encore des désirs sexuels, quoique à un moindre degré que ceux qui ont tous leurs organes. Les désirs sont plus faibles dans un âge avancé que pendant la force de l'âge, la sécrétion de la semence se fait plus difficilement et toutes les parties du système fonctionnent d'une manière moins énergique, quoique les vieillards ne soient pas toujours privés de la faculté de la procréation. Les désirs sont aussi très-modérés chez ceux dont les organes sont très-petits et quelquefois ils n'existent pas du tout. On a découvert des spermatozoa dans les testicules d'hommes ayant plus de 70 ans et dans un cas, dans les organes d'un tailleur qui mourut à l'âge de 87 ans. On a même eu des exemples de personnes qui ont conservé leurs facultés génératrices jusqu'à l'âge de cent ans ; mais dans ce cas comme dans celui du célèbre vieux Parr, la totalité des facultés corporelles étaient conservées d'une manière extraordinaire.

En parlant de cette faculté et de ses fonctions, le Docteur Carpentier, dans ses principes sur la physiologie humaine, fait les observations suivantes : « L'homme de même que les animaux, est porté par un désir instinctif très-puissant à la propagation de la race. Cet instinct est excité par des sensations qui peuvent trouver leur origine dans les organes sexuels mêmes ou par les organes des différentes sensations. Ainsi chez l'homme, il est très-excité par les impressions éveillées par la vue ou le toucher; chez d'autres animaux les organes auditifs et olfactifs communiquent des impressions d'une puissance égale, et il n'est pas improbable qu'il peut en être de même avec nous dans certains cas où les sens sont fortement excités. Tout le monde a pu du reste éprouver l'effet des impressions locales dans l'excitation des désirs sexuels; ce fait est plus remarquable encore dans les cas de la satyriase. Cette maladie est généralement occasionnée par quelque cause d'irritation du système générateur facile à découvrir, telles que le prurit, la congestion active, etc. L'instinct des rapports sexuels une fois éveillé (quoique légèrement éprouvé) agit sur l'esprit et sur les facultés mentales, et devient encore la source presque à l'insu de l'individu, de cette tendance à former une liaison avec une personne du sexe contraire et que l'on nomme *Amour*.

Cette tendance ne peut pas être considérée comme une simple passion ou une émotion, puisqu'elle est le résultat des opérations combinées de la raison, de l'imagination et de la sensibilité morale, et c'est dans l'adjonction d'un attachement physique à l'instinct matériel que la différence existe entre les relations sexuelles de l'homme et celles des animaux.

De l'Onanisme

et de ses suites.

—

L'habitude du vice solitaire, l'onanisme ou masturbation, a été condamnée par tous les écrivains, qu'ils fussent médecins, philosophes ou théologiens, depuis les siècles les plus reculés. L'un de ses noms, onanisme, vient du triste exemple d'Onan, second fils de Juda, que le Créateur fit périr pour s'être rendu coupable de cet infâme péché. Dans d'autres parties de l'Evangile, il se trouve des allusions sur cette dangereuse habitude et de terribles menaces sont prononcées contre les coupables; menaces qui sont mises à exécution par le misérable état de santé du corps et de l'esprit, qui suivent la perprétation de ce crime. L'homme ne peut pas dévier des lois de la nature, sans subir tôt ou tard la conséquence rigoureuse de sa faute. Le châtiment infligé dans l'onanisme est un des plus terribles que la nature ait jamais produits. Il implique un épuisement graduel des facultés de l'esprit et du corps, et une mort prématurée compliquée de toutes les souffrances que l'homme puisse endurer. Toutes les fonctions du système se dérangent et se corrompent, et à la fin la malheureuse victime de l'erreur périt dans un état de misère épouvantable à envisager.

L'épuisement du système, occasionné par des évacuations excessives de toute espèce, est démontré constamment par les résultats de la plupart des maladies auxquelles la chair est exposée. De toutes ces dernières, il n'y en a pas une qui produise une influence aussi désastreuse sur le système physique qu'une évacuation excessive du fluide séminal, soit qu'elle ait lieu dans un état sain, soit qu'elle soit maladive, liquide et aqueuse par suite d'une des plus dangereuses habitudes que l'homme puisse acquérir. Les rapports sexuels portés à l'excès, sont très-nuisibles, mais l'expérience journalière vient à l'appui de cette assertion que les maux résultants de la masturbation, les dépassent à un si haut dégré, qu'on peut à peine en comparer les suites respectives. Ces conséquences sont donc bien plus à craindre que celles des rapports sexuels.

Ce fait est facilement expliqué. Les rapports sexuels portés à ce dégré, ne peuvent s'accomplir sans quelques périodes de repos, qui dure un laps de temps bien supérieur à celui qui a lieu dans la pratique de la masturbation. Les rapports fréquens avec la femme ne peuvent pas se répéter aussi souvent que le masturbateur peut accomplir ses habitudes dégradantes, et lorsqu'elles ont lieu, ne produisent pas la même excitation sexuelle et générale. Conséquemment l'énergie nerveuse est moins déprimée et les facultés vitales sont plus tôt ranimées. Donc, si nous nous rendons compte de ces divers faits, que les rapports sexuels ne se répètent pas aussi fréquemment, ni dans un si court espace de temps, qu'ils ne produisent pas la même somme d'excitation générale, et que conséquemment le système nerveux est plus rapidement ranimé, et affecté d'une manière moins permanente que par l'onanisme, la différence dans leurs effets respectifs sur le système sera facilement admiré.

De la connaissance de ces faits, il semble certain que ceux qui se laissent gouverner par leurs passions, plutôt que par la raison, et dont l'imagination vivace les portent à se livrer aux habitudes sexuelles plus tôt que la nature ne l'a prescrit, anticipent sur les forces de la virilité avant qu'elles ne soit formée, renversant ainsi l'échafaudage délicat de l'énergie physique, et se préparent un état futur d'idiotisme dégradant. Cet acte idiotique ne prive pas seulement le système de son soutien salutaire et essentiel, mais empêche aussi les facultés d'excitation séminale, et en stimulant les organes à une vigueur passagère, produit, avant que l'âge mûr ne succède à la jeunesse, toutes les infirmités de la vieillesse en produisant dans ses effets terribles un tel concours d'irration maladive que même dans les cas les plus futiles son excitation est immense et difficile à supporter : lorsqu'à la fin la raison reprend un moment son empire, quelle vue rétrospective ! rien que les effets les plus contraires à l'honneur et aux sentiments, parceque plus l'esprit se repose sur cette habitude trompeuse, et plus elle paraît contraire aux lois de la nature.

Par l'irritation continuelle du système nerveux occasionnée par la pratique de cette passion pernicieuse et contre nature, la constitution tombe dans un état déplorable de santé, et cette condition nerveuse maintenue d'une manière factice qui place l'individu dans un état d'anxiété et de misère pour le reste de la vie, état qui est difficile à décrire, fait qu'il végète mais ne vit pas ; d'où il provient que les suites de cette dangereuse habitude ne s'arrêtent au résultat purement physique, mais encore s'étendent à l'esprit qui conduit l'homme à la dégradation graduelle et fatale de lui-même et à la violation des droits que la nature a sagement institués pour la conservation de l'espèce ; quand une fois cette pratique pernicieuse est établie, le contrôle intellectuel fait défaut, car l'esprit, par une singulière adjonction s'affaiblit graduellement et devient un moyen d'excitation et de coopération, malgré toutes les lois de la morale et de la religion : ainsi, l'homme qui dans sa jeunesse était doué d'un esprit vif et sociable, devient misanthrope avant que vingt ans aient passés sur sa tête. Quels sentiments moraux doit-on avoir pour ne pas rassembler toutes les forces de sa nature afin d'arrêter le torrent d'une cataracte si fatale ! N'est ce rien que de donner une tacite approbation à une faiblesse qui renverse toutes les barrières de la nature et produit chez l'individu une sensibilité endourcie, étrangère à la nature de son cœur, et qui obscurcit son avenir ? N'est-ce rien que d'abdiquer toutes les jouissances viriles des rapports sociaux et conjugaux, et d'y substituer un état de misère et de stérilité ? N'est-ce rien que d'allumer la sombre torche qui conduit par des dégrés lents et mélancoliques au sépulcre de la virilité, au milieu de la jeunesse, lorsque le feu du génie, des sentiments et des passions devraient animer tout le système ? N'est-ce rien que de donner naissance à des sentiments de la nature la plus énervante et hostiles à l'ardeur des passions de la jeunesse ?

Il est contraire aux règles par lesquelles le bonheur et sa santé peuvent être obtenus, que de débuter dans la carrière de la virilité par l'abus des fonctions de la nature, alors que le système n'a pas complété les facultés de son organisation, et quand l'énergie et la passion ont atteint leur point culminant : entièrement absorbées par cette fatale passion, toutes les facultés de l'esprit et du corps s'épuisent en illusions, et une période de soucis et d'inquiétude s'en suit avant que l'on ne soit parvenu à la période de la virilité ; comme l'individu est maintenu dans un état d'effeverscence continuelle, elle le précipite dans la plus pernicieuse des illusions, et sous les formes variées d'excitation particulière, elle produit une sensibilité maladive, des idées érotiques et leurs résultats, tels que l'hypocondrie, l'histérie, l'indigestion, etc., qui au premier aspect sont d'un caractère trop insignifiant, pour qu'on s'y arrête : ainsi le temps s'écoule, jusqu'à ce que tout le système se trouve enveloppé dans les plis de la maladie relative ou positive. Il ne s'ensuit pas que, parce que les effets dangereux de ces habitudes pernicieuses ne se font pas sentir de bonne heure, qu'on ne les ressentira pas dans un certain laps de temps : et si dans quelques constitutions de fer elles ne produisent pas des conséquences physiques, elles laissent cependant dans l'esprit un doute, une inquiétude et un mécontentement marqué des obligations de la vie : de fait, elles n'ont pas d'avantages, ni de qualités qui pourraient racheter le tort qu'elles font à la pureté physique et morale ; et quelque modifiées qu'elles soient par la force de la constitution ou de l'esprit, elles ne devraient pas être envisagées avec indifférence, car c'est un état trop dangereux pour n'y point faire attention, et nous n'hésitons pas à dire que dans ses progrès funestes, elles sont les avant-coureurs de tous les vices ; et lorsque l'individu accablé de mépris et de honte ne peut plus supporter cet état d'irritation, et se révolte contre une existence qui ne produit que des abérrations, il cherche l'oubli de ses erreurs dans le suicide : ces habitudes diminuent graduellement la sensibilité des organes et ordinairement produisent un état d'épuisement qui aboutit soit à la phthysie ou à l'atrophie, car tôt ou tard, elles affaiblissent la digestion : et la bile, les sucs gastriques et pancréatiques se vicient. Chez certaines personnes quelques semaines suffisent pour produire ces maladies, soit par sympathie ou rapport, et où une prédisposition à la folie existe, l'idiotisme s'ensuit ; non seulement elles occasionnent l'impuissance, en paralysant les muscles employés dans l'acte sexuel ; mais elles détruisent l'excitation même qui produit l'accomplissement de ces fonctions et les sentiments qui y portent l'homme.

Ce crime fait perdre à l'homme la position qu'il devrait occuper dans la société. Qu'on le considère sous tous les aspects, et tout démontre ses tendances pernicieuses. Appelez-en à la nature, demandez lui la définition de cet acte ignoble, et avec le langage pur et calme de la simplicité et de la vérité, elle répondra que cette action nuit au moral et au physique ; qu'elle enlève à la constitution sa vigueur et sa vitalité, et détruit tous les sentiments mâles et vertueux ! C'est un vampire qui se nourrit du sang de ses victimes : il en fait pour toujours des êtres équivoques, qui offrent l'aspect compliqué d'une apparente énergie sans que la force animale y réponde.

Au moyen de cette pratique, le système est continuellement irrité, et les fibres délicates de ces organes deviennent impropres au coït : car par sa fréquence, les organes de la génération se familiarisent tellement avec les impulsions de l'imagination, qu'elles sont plus facilement excitées par cette influence maladive et viciée que par leur stimulant naturel ; elle produit aussi cette débilité qui doit toujours résulter de l'usage excessif de tout organe, et cet épuisement général du système nerveux qui est la conséquence de l'emploi abusif d'une faculté. Ainsi commence l'antipathie aux plaisirs de l'amour, et les éjaculations nocturnes s'ensuivent bientôt. Une légère irritation locale des parties agite le premier anneau de cette chaîne d'idées qui est artificiellement associée à l'action de ces organes ; la chaîne continue sans impressions externes et les organes remplissent leurs fonctions conformément à cette excitation d'une manière trop fréquente à toute heure du jour et de la nuit, et apparemment par suite des causes les plus légères. Ces répétitions sont plus que le système physique ne peut supporter, elles produisent cette incapacité d'érection chez le mâle, qui jette les fondations de l'impuissance et qui cause chez la femme une aversion prononcée pour les rapports sexuels. L'esprit, se livrant tout entier à l'exécution de cette pratique, et épuisé de son énergie nerveuse par des fréquentes répétitions, finit par se débiliter ; la malheureuse victime de cet infâme penchant, déchirée par d'amers remords, subit une lassitude générale dans le système nerveux et principalement dans les organes de la digestion ; car telle est la sympathie de ces parties avec l'esprit que toutes les sensations physiques et morales y convergent comme vers un foyer commun. On ne peut citer un plus grand exemple de ce fait, que la Zoonomie du docteur Darwin, qui, en parlant de cette hallucination de l'esprit produite par la prédominence d'une impression particulière, cite l'exemple d'un individu qui se fit sauter la cervelle après avoir laissé sur sa table un écrit contenant ces mots : « Je suis impuissant, et indigne de vivre ! »

Revenons au but de nos recherches, et demandons-nous d'abord s'il ne s'attache pas à cette action une infamie morale qui dénature l'objet pour lequel nous sommes destinés ? Ensuite, la constante répétition de cet acte, n'a-t-elle pas d'effet sur le mécanisme animal ? puis, les vaisseaux séminifères, étant trop souvent et trop rapidement vidés, ne se trouvent-ils pas remplis d'une plus grande abondance de fluide, mais d'une nature moins saine et moins naturelle. Suivant les lois du système animal, à mesure que cette sécrétion précieuse augmente en quantité, toutes les autres doivent se trouver appauvries ; cet effet donc ne se borne pas à agir sur l'énergie musculaire seule, mais encore sur les facultés intellectuelles. Galen dit que : « chez ceux qui s'abstiennent de rapports sexuels chaque pore est plein de semence, que celle-ci a des grandes vertus et communique très-rapidement sa vigueur à toutes les parties du corps. » « La nature, » dit un élégant écrivain, « nous a soumis à la loi de la faim pour la conservation de l'individu, et à celle de la volupté pour la propagation de l'espèce. » Les créatures raisonnables soumettent l'aiguillon de la chair en le subordonnant aux exigences morales de l'affection et de la société, et à l'influence de l'intelligence. Cette pratique n'est pas seulement nuisible au corps, mais elle l'est encore à l'esprit, à une époque où celui-ci est au faîte de sa puissance : même au moment où toutes les passions se développent dans toute leur intensité, son influence se fait sentir avec une force terrible sur les facultés mentales et rend la personne incapable de remplir ses devoirs sociaux en la réduisant à un état d'idiotisme et de décrépitude prématurée, et occasionnant toutes les infirmités de la vieillesse avant qu'elles n'ait atteint l'âge mûr : elle conserve la forme et l'aspect des autres hommes, mais sans avoir la vigueur ni l'énergie que sa jeunesse lui promettait. Buffon remarque, « combien d'hommes ont cessé d'être hommes ou du moins ont cessé de jouir de la virilité à trente ans, combien de jeunes gens à dix-huit ans reçoivent le germe d'une maladie honteuse, qu'il leur est impossible de faire disparaître plus tard : car l'abus de l'acte sexuel accélère grandement l'approche de la vieillesse, et malheureusement à mesure que l'âge vient, toutes les erreurs de la sensualité s'ajoutent à sa faiblesse ; ainsi les désirs de rapports sexuels sont tous passagers ou insuffisants, ou totalement anéantis, et produisent une débilité presque pareille à la mort. Dans le système de la génération, cet abus force et affaiblit les vaisseaux de ces organes à un tel point, que lorsque l'énergie des passions de la jeunesse porte aux rapports sexuels, l'on possède tout le feu de l'amour sans posséder la vigueur nécessaire pour les satisfaire.

Pour condamner un péché si désagréable à Dieu, si nuisible au genre humain, et à nous-mêmes, il suffit de dénoncer le fait ; car il n'y a pas une page dans l'ancien ou dans le nouveau Testament où la luxure et les déréglements de Sodome ne soient flétris ; et il n'y a pas de doute que ceux qui s'en rendent coupables ne soient compris parmi ceux que l'Evangile appelle *abominables*.

S'il ne nous a pas été révélé que Dieu est offensé de

tout acte d'impureté, lorsque nous réfléchissons au but du mariage dans tous les pays et dans toutes les sociétés, et à la manière dont Dieu a ordonné que notre race fut continuée, la nature et notre propre raison nous apprendraient d'elles-mêmes que Dieu doit être offensé de l'empêchement que nous pouvons y apporter. Nous ne pouvons nous retenir de citer les paroles d'un savant théologien qui, en parlant de cette pratique honteuse et dégoutante, s'écrie : « *Ce crime en lui-même est monstrueux et contre nature, dégoûtant dans sa pratique et odieux à l'extrême, sa culpabilité est criante et ses conséquences désastreuses; il détruit l'affection conjugale, empêche les penchants naturels, et tend à annuler tout espoir de postérité.* »

Nous ne nous occupons pas ici des causes générales de la malpropreté qui sont suffisamment traitées dans la plupart des livres de dévotion ; ainsi nous y renvoyons nos lecteurs, et ne traitons ici que les causes particulières qui touchent à ce péché. La première cause est l'*ignorance* de l'énormité du crime. Il y a des milliers de jeunes gens des deux sexes, actifs, dociles et traitables qui, soit par l'exemple de leurs connaissances, soit par leur propre impudicité, soit par leur paresse et leur isolement, soit simplement par accident, ont appris à se masturber, et qui eussent eu horreur de cette pensée s'ils avaient compris la nature de ce péché et l'infamie de ce crime. La seconde cause est l'*impunité* avec laquelle la masturbation peut être commise ; toutes les autres actions de malpropreté peuvent avoir des témoins, il n'en est pas de même de celle-ci. La troisième et dernière cause que nous citerons, est l'*impudicité ;* quoique les lois contre l'adultère soient dans bien des pays impuissantes et mal exécutées, cependant, la crainte qu'elles inspirent sont un frein pour les personnes craintives. Le châtiment de l'*impureté contre nature* commise avec d'autres, est *sévère*, mais dans la masturbation les personnes *craintives* ou *passionnées* ne s'imaginent avoir rien à craindre. Quelle chose étrange cependant que celle d'un homme qui se montre craintif et lâche envers son semblable (quand même celui-ci serait l'être le plus vil) et qu'il se conduise avec tant de hardiesse et d'impudence envers le Créateur tout-puissant du Ciel et de la terre. Quel bonheur un homme peut-il éprouver en réfléchissant sur sa vie passée, lorsque après avoir atteint la moitié de cette existence qui lui semblait assurée, il se trouve épuisé par la masturbation, et s'aperçoit que son intelligence et son corps sont énervés, sa force anéantie et qu'il est en danger continuel de perdre la vie a la moindre inclémence de la saison ou au moindre accident.

Bien des individus qui ont à peine atteint l'âge de quarante ans ou même moins, et qui ont vécu trop librement, éprouvent fréquemment un *grand changement dans leurs facultés sexuelles.* Ils peuvent posséder une santé superficielle, être forts et ne pas être sensibles pendant quelques années à la *dégénération de leurs facultés,* mais la fréquence de leurs désirs diminue, et ceci est un symptôme qui indique l'impuissance prochaine ; car ces désirs cessant graduellement et même complétement, les facultés les suivent bientôt, ou plutôt disparaissent en même temps. Chez d'autres, vers la même époque, la puissance physique cesse d'abord, et les désirs se perpétuant pendant quelques années encore, ils sont obligés de rechercher des plaisirs qui ne sont que la *pantomime de l'amour.* Ces personnes sont douées toutefois d'une santé passable et sont susceptibles de guérison.

D'après nos propres observations, nous sommes convaincus que toutes ces différentes situations doivent leur origine, et même leur existence du moment, presqu'à la même cause, et peuvent dans presque tous les cas être traitées avec succès à peu près de la même façon.

Hippocrate, le plus ancien et le plus grand observateur de l'antiquité et des temps modernes, a déjà décrit les maux résultant de la masturbation, sous le titre de *Tabes dorsalis.* « Cette maladie, » dit-il, « a son siége dans la moelle épinière, et les personnes sensuelles en sont affectées. Elles n'ont point de fièvre, et quoiqu'elles mangent bien, cependant, elles maigrissent et deviennent phthysiques. Elles ressentent une douleur semblable à un point, à la tête et tout le long de la moelle épinière. A chaque selle, ou chaque fois qu'elles urinent, elles perdent une grande quantité de liqueur séminale très-liquide. Elles sont incapables de procréer et rêvent continuellement de l'action du coït. La marche, surtout sur un sol inégal, les met hors d'haleine et les affaiblit en leur causant une pesanteur et un bruit dans la tête qui sont suivis d'une violente fièvre (lypirie) qui leur occasionnent la mort. » Continuant plus loin la description de cette maladie, il fait remarquer que « elle est occasionnée par l'épuisement de la moelle épinière par des moyens contre nature. » Voulant parler sans doute ici du sperme ou de la liqueur séminale : « Le patient, dit-il, n'a pas de fièvre, et cependant ressent une espèce de chaleur brûlante sur quelque partie interne : quelquefois il mange et digère bien ; interrogé sur sa santé, il vous répondra qu'il ressent un courant froid lui parcourant toute la partie supérieure du corps (la tête, sans doute), jusque dans l'épine du dos, et dans ses émissions d'urine ou d'excréments il se trouve quelquefois une évacuation de semence liquide. » « Cet homme, » continue le sage philosophe de Cos, « sera incapable de propager son espèce ou de satisfaire aux exigences du mariage, à moins que la médecine ne vienne à son secours. »

« Il a généralement une courte haleine, il se sent fatigué aussitôt qu'il se lève le matin ; il éprouve de la faiblesse dans les reins, surtout après quelque exercice, et son sommeil ne répare pas ses forces. Un obscurcissement intermittent de la vue se fait quelquefois sentir, sa mémoire lui fait défaut et son esprit se démoralise. »

Hippocrate dit plus loin « que lorsque cette indisposition disparaît pendant quelque temps, elle prend des aspects divers dans la constitution et fait d'autres progrès sous diverses formes ; si elle n'est pas bien comprise, elle peut se terminer par l'atrophie ou une consomption nerveuse, ou peut-être en phthysie ou en consomption des poumons où les secours de l'art sont si souvent impuissants. »

Il n'y a pas de tableau plus affreux que le tableau que nous a dépeint Ætius, des maux occasionnés par une trop grande perte de semence. « Ces jeunes gens, dit-il, ont l'apparence de la vieillesse : ils deviennent pâles, efféminés, engourdis, paresseux, lâches, sots et même idiots ; leur corps se voûte, leurs jambes ne peuvent plus les porter, tout leur déplaît, ils deviennent tout à fait impotents et peuvent devenir paralytiques. » « L'estomac ne fonctionne pas, » dit Ætius, « tout le corps s'affaiblit ; la pâleur, la décomposition et l'épuisement s'en suivent, et les yeux s'enfoncent dans la tête. » Ces témoignages des anciens écrivains les plus estimés sont corroborés par ceux d'innombrables écrivains modernes. Sanctorius, qui a examiné avec la plus grande attention toutes les causes qui influent sur le corps de l'homme, a remarqué qu'elle affaiblit l'estomac, détruit la digestion, empêche cette transpiration imperceptible qui nous est habituelle et dont l'irrégularité est suivie des conséquences les plus terribles, cause l'inflammation du foie et des reins, ainsi que la pierre dans la vessie, diminue la chaleur naturelle et occasionne ordinairement la perte de la vue ou tout au moins son affaiblissement. Lommius, dans ses magnifiques commentaires sur les citations de Celsus, appuie les observations de l'auteur des siennes propres. « De fréquentes émissions de semence relâchent, dessèchent, affaiblissent, énervent et produisent une foule de maux : l'apoplexie, la léthargie, l'épilepsie, les syncopes, la perte de la vue, les tremblements, la paralysie, les spasmes et toutes les variétés de la goutte la plus affreuse. »

La description que nous en donne Tulpius, célèbre médecin d'Amsterdam, ne peut être lue sans horreur. « Non-seulement la moelle épinière s'épuise, mais le corps et l'esprit languissent également, et l'homme périt misérablement. » « Rien, » dit le célèbre médecin de Louvain, « n'affaiblit autant l'estomac et n'abrége autant la vie. » Blanchard a vu de simples gonorrhées, des consomptions et des hydropisies provenir de cette source.

Quand le *tabes dorsalis* a existé quelque temps dans la constitution, et lorsque les pertes fréquentes et involontaires de semence, provenant du travail de l'imagination pendant le sommeil, ou d'habitudes vicieuses, se répètent, les vaisseaux séminifères se relâchent et s'affaiblissent tellement qu'ils n'ont pas la force de la retenir. Par le peu de temps qu'elle reste dans les vésicules séminales, elle peut ni s'élaborer, ni communiquer les qualités balsamiques, sédatives et fortifiantes aux nerfs du système physique, et remplir ainsi le but que la nature s'est proposée. Dans un laps de temps aussi court que celui qui est nécessaire à la sécrétion par le sang, et à la moindre excitation de l'esprit causée par la vue d'objets extérieurs, la semence s'écoule par ses propres réservoirs dans l'urètre, et, après un certain temps, la sécrétion naturelle de la glande, par laquelle passe la semence, se vicie jusqu'à ce qu'à la fin ces organes deviennent simplement une espèce de puits ou de réservoirs qui déversent involontairement la plus précieuse humeur du corps. La sécrétion de la glande prostate, dans cette maladie, s'écoule quelquefois avec l'urine, ainsi que la semence, et quelquefois lorsque l'on fait des efforts à la selle: une grande expérience est nécessaire pour distinguer l'une de l'autre. Dans certaines périodes de cette maladie, nous nous sommes aperçus que le système nerveux de quelques personnes s'affecte d'une manière particulière, suivant la variété des constitutions et des tempéraments; en outre, bien des circonstances étrangères occasionnent une différence considérable dans la manière dont les systèmes nerveux des différents individus sont attaqués par suite de cette maladie.

Il ne manque d'exemples où l'atrophie ou la consomption nerveuse s'en est suivie, ainsi que la phthysie ou la consomption des poumons qui occasionne la mort.

Pour la distinguer des autres consomptions, cette maladie s'appelle *tabes dorsalis*, parce que, à sa naissance, le siége de cette maladie se trouve généralement dans les reins et dans le bas du dos, les fonctions séminales en étant la partie spécialement affectée. Au commencement de cette maladie, le corps est constipé avec des symptômes de chaleur en quelques parties et de froid dans d'autres, et est affecté d'une mélancolie générale; mais que ces symptômes soient réels ou non, c'est ce dont le médecin doit s'assurer. Quand cette affection est traitée de bonne heure et bien comprise, elle n'est pas dangereuse; mais lorsqu'il y a longtemps qu'elle existe, la constitution dépérit, et, comme nous l'avons fréquemment observé, elle est accompagnée de symptômes particuliers qui diffèrent des autres consomptions; car lorsque le malade a découvert la cause de sa maladie, il désespère de sa guérison, qui, cependant, bien comprise et convenablement traitée, ne peut manquer d'avoir lieu.

Si la cause des souffrances du malade n'est pas écartée, la décadence de la constitution fait d'immenses progrès. Nous savons par expérience que lorsqu'un virus est absorbé dans la circulation des fluides, le sang et les vapeurs nerveuses sont plus ou moins viciés et dérangés. Une douleur accompagnée de faiblesse se fait sentir quelquefois dans le bas du dos, et de temps en temps une sensation désagréable semble descendre de l'épine dorsale sur les reins; le malade devient graduellement plus frileux, et une atmosphère plus froide que d'habitude lui perce l'épine. Après avoir souffert ainsi pendant quelque temps, il devient la proie de la langueur, ce qui peut arriver aux deux sexes, car les femmes sont aussi bien sujettes à cette maladie que les hommes. Des douleurs mobiles dans la tête, dans les jambes, dans les bras et dans les jointures, ainsi qu'une faiblesse des reins, qui vicie toutes les sensations, se font souvent sentir. Les yeux sont obscurcis de nuages qui semblent s'abattre sur la vue et interceptent la lumière; et les oreilles tintent comme si quelque insecte bourdonnait dans leur cavité. Lors des émissions involontaires de la semence, qui quelquefois sont très-fréquentes dans cette maladie, la force du malade semble dépérir avec elles, et on a vu des exemples de personnes qui étaient comme un bloc, incapables de se tourner; et d'autres faillir lorsque l'émission de la semence était très-abondante. Si cette maladie continue pendant longtemps, il arrrive quelquefois que le patient soit réduit à la dispération, accompagnée d'idées noires et d'anxiété, état qui réclame les soins les plus assidus du médecin. Plusieurs autres maux peuvent aussi s'ensuivre de cette maladie.

Une trop grande dissipation de forces affaiblit l'estomac, détruit l'appétit, et l'alimentation ne faisant plus son effet, les mouvements du cœur sont plus faibles, toutes les parties languissent, et l'épilepsie ou les palpitations du cœur s'ensuivent à un dégré alarmant. Hoffmann a vu les plus sérieux accidents provenir de la perte de la semence. « Après de fréquentes pollutions nocturnes, dit-il, non-seulement les forces s'évanouissent, le corps dépérit et la figure devient pâle, mais encore la mémoire fait défaut, une sensation froide s'empare des membres, la vue est obscurcie et la voix devient rauque ; tout le corps languit peu à peu, et des rêves affreux empêchent de trouver le repos dans le sommeil. » Un éloquent écrivain remarque aussi que « toutes les fonctions intellectuelles participent à ce dérangement. La mémoire perd ses facultés, les idées n'ont point de stabilité, le caprice plutôt que la réflexion régit toutes les actions, et enfin une folie partielle envahit tout le système, pendant qu'une terreur intérieure, l'insomnie et une angoisse continuelle ne quitte plus le malade, si l'on permet à cet état de durer longtemps. » De tels individus deviennent généralement hypocondriaques ou hystériques, et sont affectés de tous les maux qui accompagnent ces ennuyeuses affections. Quelques personnes sont atteintes de toux, de fièvre et de consomption lentes : les douleurs les plus aigues règnent dans les différentes parties du corps; elles sont souvent attribuées à l'imagination, mais nous affirmons qu'elles agissent réellement et qu'elles produisent un changement d'organisation aussi hostile à l'esprit qu'au corps. Il paraît non-seulement des boutons sur la figure, ce qui est un syptôme ordinaire, mais encore des pustules et des carboncles, ainsi que sur le nez, sur la poitrine et sur les cuisses. Quelquefois même des excroissances charnues viennent sur le front. Au milieu de ce ravage terrible d'une maladie silencieuse, les organes génératifs sont aussi affectés; l'évacuation de la semence a lieu au moindre effort, même en allant à la selle; beaucoup de personnes sont atteintes de *gonorrhée habituelle qui détruit entièrement la vigueur et l'énergie de la constitution*, l'écoulement ayant l'apparence de celui provenant de vieux ulcères des jambes; l'impuissance existe à un degré plus ou moins grand, les fonctions des intestins sont quelquefois entièrement détruites, et certaines personnes se plaignent de constipation; d'autres de diarrhée et d'hémorroïdes, formant ainsi une classe de maladies qui peut-être, au premier abord, peut ne pas produire une désorganisation organique, mais aide ultérieurement à ces changements qui ont lieu en même temps que les maux se font sentir. Notre opinion est que, non-seulement ceci produise l'impuissance dans l'un des sexes et la stérilité dans l'autre, mais encore qu'il jette les fondations de ces écoulements qui ont quelquefois un cararactère séminal et dans d'autres l'aspect de pertes muqueuses.

Les médecins arabes, qui ont été les premiers à mettre en pratique l'art de guérir, nous ont laissé dans leurs écrits les raisons pour lesquelles une perte de semence affaiblira plus le corps que la perte d'une grande quantité de sang. Quelques savants modernes ont aussi calculé jusqu'à quel point le corps est épuisé par l'émission séminale, mais tout cela semble provenir d'une espèce d'épilepsie ou de convulsion qui accompagne l'émission, surtout dans l'acte contre nature, et non pas de la quantité de semence qui est perdue, pourvu que les nerfs soient en bon état ; car si l'individu est en bonne santé, ses forces lui reviennent en peu de temps, même avant que la semence ne se soit trouvée remplacée, pourvu que l'éjaculation du fluide séminal se soit faite dans le canal que la nature a destiné pour la recevoir, et non de la manière déplorable que ces dernières lignes sont destinées à flétrir avec toute l'énergie dont nous sommes capables.

Un savant médecin, qui écrivait il y a quelques trente ans, dans sa description de la situation affreuse de ceux qui ont altéré leur santé et leurs facultés par la masturbation, dit : « Comme tout autre organe du corps, les vaisseaux séminifères ont un certain cercle d'action à parcourir, qu'ils rempliront pendant toute la vie s'ils ne sont pas dérangés. Ces fonctions se feront avec une grande régularité, là même où les rapports sexuels sont presque entièrement négligés ; car la sécrétion saine de la semence, lorsqu'elle est parvenue à un certain point, se dissipe sans causer de maladie ; mais comme tout autre partie du corps, lorsque ces organes fonctionnent continuellement outre mesure, leur effet est dénaturé, et ils se trouvent viciés et cessent, soit de sécréter une semence saine qu'ils sont incapables de retenir après la sécrétion, ou deviennent sans retour entièrement impropres à ces fonctions.

Cet état désespéré est néanmoins beaucoup plus rare qu'on ne se l'imaginait autrefois. Ce désordre est plus fréquemment occasionné par des habitudes contraires aux lois de la nature, car il est toujours dangereux de nous habituer à de telles coutumes en excitant l'imagination afin de créer des désirs artificiels ; et plus les organes qui sont ainsi en feu sont délicats, plus il y a de craintes qu'ils ne soient affectés. Cette observation est surtout applicable au cas présent. Dès le début de la pernicieuse habitude de la masturbation, qui est la cause fréquente de ce mal, il ne naît que de rares désirs pour les rapports sexuels, et quoique de tels désirs doivent se ressentir, la préférence est accordée à ces habitudes efféminées. A la fin il se produit un grand changement dans les organes de la digestion, une fatigue générale et une lassitude presque douloureuse dans les reins; les intestins se resserrent à un degré souvent très-alarmant, la figure devient pâle, boursouflée et cadavéreuse, et le corps mou, épuisé, avec des refroidissements aux extrémités : les mains tremblent, les yeux s'obscurcissent, les oreilles tintent et l'on entend difficilement, si l'on ne perd entièrement l'ouïe, et des maux de tête fréquents et violents se font sentir. Il règne aussi une torpeur non suivie de sommeil, car toute tentative de s'y livrer est empêchée par des rêves affreux. Le masturbateur craint même de se coucher de peur qu'une mort soudaine ne le surprenne, et pendant le jour il est timide, capricieux, craintif et mécontent ; il a de violentes palpitations de cœur, et quoiqu'il semble sensible à la cause de ses ennuis, il est incapable d'abandonner ses habitudes, surtout lorsqu'il est au lit. Nous trouvons souvent des exemples de jeunes gens dans cet état, qui deviennent maladifs sans indisposition précise et qui sont malheureux sans en savoir la cause. Ils deviennent efféminés et tombent dans un état complet d'idiotisme ; quelquefois un air égaré en indique imparfaitement la cause. Il n'y a pas de doute que cette dépravation générale, ainsi que ses conséquences, ne produise la mort de milliers de jeunes gens qui sont supposés succomber à des causes bien différentes. Ce qui précède est une esquisse générale de ces symptômes, mais nous allons les examiner plus particulièrement.

Des jeunes gens jouissant ordinairement d'une bonne santé, acquièrent souvent ces funestes habitudes par les conseils ou les exemples de leurs camarades, sans songer aux résultats terribles qui doivent s'en suivre pour la plupart d'entre eux. S'ils raisonnent un peu, ils s'imaginent échapper aux maux que les autres ont éprouvés, et apportent dans leurs infâmes coutumes ce qu'ils imaginent être une certaine régularité. Après quelques temps leur constitution est entièrement délabrée, alors ils peuvent donner à leurs camarades des conseils qui ne sont écoutés que lorsqu'il est trop tard. Une telle pratique, tôt ou tard, et souvent la force du tempéramment, plonge le masturbateur dans un abîme de souffrances. Quelques-uns peuvent être atteints dans quelques mois, d'autres dans une année ou deux, mais aucun n'échappe entièrement jusqu'à ce qu'à la fin ils se trouvent accablés de maux que nous pouvons à peine décrire. Chez certains d'entre eux, dont les organes sont dérangés au point de donner naissance à cet état maladif, l'émission pendant les rapports sexuels se fait de diverses manières. Dans les premières périodes l'émission se fait difficilement, pendant que dans celles qui suivent, l'émission a lieu dans un laps de temps extraordinairement court ; quelques-uns même ne peuvent remplir l'acte copulatif avant qu'elle n'ait eu lieu, pendant que d'autres, par la faiblesses des testicules qui ne peuvent servir à la sécrétion, n'ont aucune émission.

On a aussi remarqué que l'affection différait dans ses effets suivant les personnes. Certains erremens de l'imagination, surtout pendant le sommeil. causent l'érection, la sécrétion de la semence se continue, les vaisseaux séminifères relâchés sont incapables de la retenir et par la cause la plus légère, l'émission a lieu. Chez les uns un simple frottement tel que celui occasionné par l'exercice du cheval, par les vêtements pendant la marche, ou même par une tentative de copulation, est immédiatement suivi d'une émission de semence ; pendant que d'autres qui ont cinq ou six émissions pendant leur sommeil, peuvent prendre quelque exercice que ce soit sans qu'aucune ne s'en suive ; il est même à remarquer que chez ces derniers une tentative naturelle d'éjaculation peut être tout à fait improductive quels que soient les efforts qu'ils aient pu faire.

Quoique ce soient les phases les plus ordinaires de la maladie, cependant il en arrive souvent autrement.

Ceci est une des nombreuses preuves de l'impossibilité de se baser sur des règles générales, par lesquelles on se laisse trop souvent gouverner dans le traitement de ces maladies, et fait voir que l'on doit accorder plus d'attention aux symptômes particuliers qui offrent quelquefois des cas extraordinaires. Ainsi, pendant que quelques-uns lancent la semence vigoureusement même dans les périodes avancées de la masturbation, chez d'autres elle s'écoule sans que le malheureux en ait connaissance.

Des excroissances charnues et même des abcès viennent autour de l'anus, et souvent en même temps il se fait sentir une certaine démangeaison dans la partie de l'urètre où les vaisseaux séminifères aboutissent, ce qui est généralement attribué à la présence de resserrements ou à une maladie de la vessie ou de la glande prostate ; lorsque ces abcès sont simplement la conséquence de l'état maladif des vaisseaux séminifères, ils sont faciles à guérir. Dans les périodes les plus avancées, on ressent souvent une douleur fréquente qui traverse de temps en temps le cordon spermatique et aussi une espèce de mouvement perpétuel rotatoire dans les testicules qui occasionne beaucoup

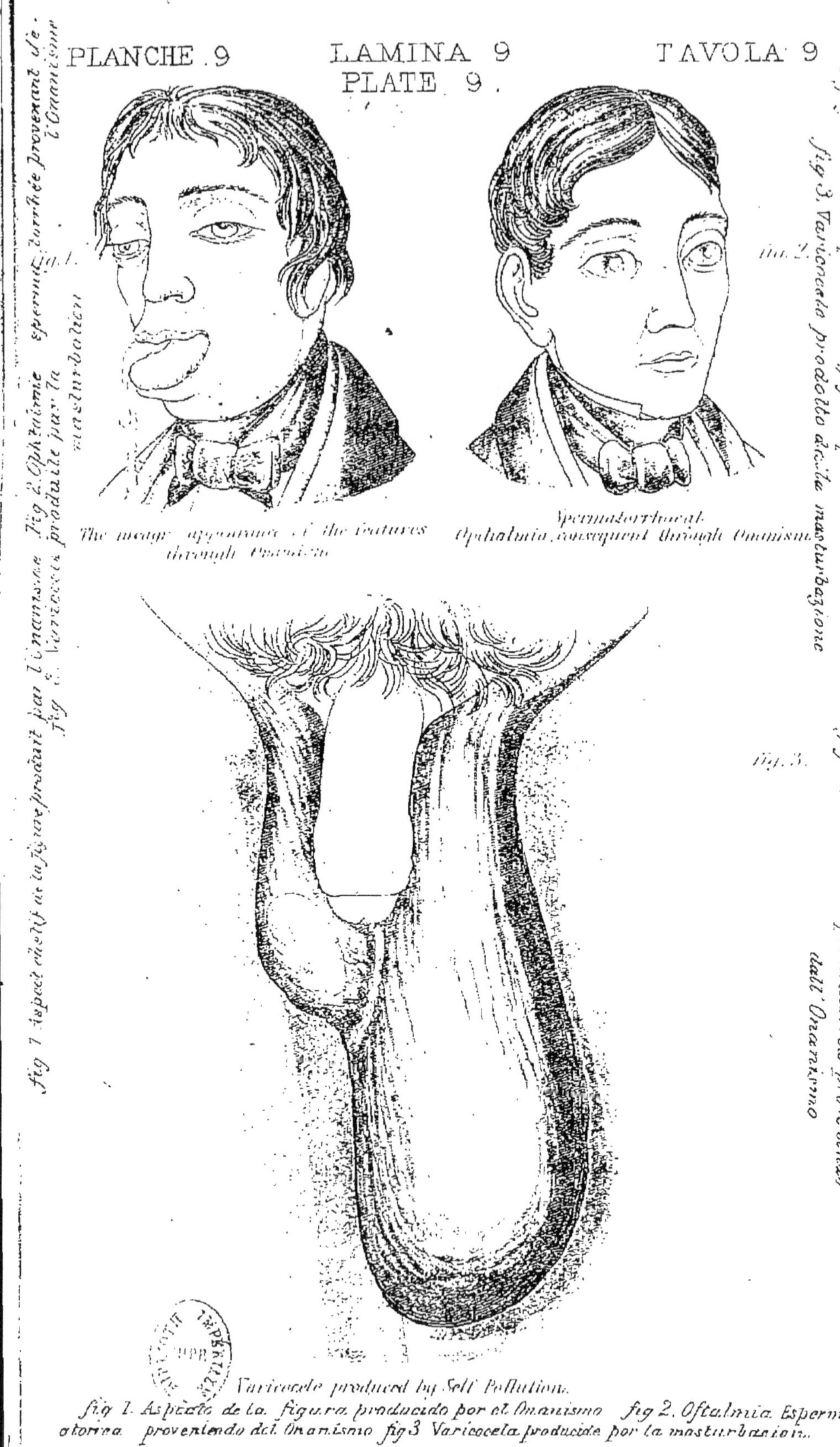

Varicocele produced by Self Pollution.

fig 1. Aspecto de la figura producido por el Onanismo fig 2. Oftalmia Espermatorrea proveniendo del Onanismo fig 3 Varicocela producida por la masturbacion.

PLANCHE. 10. LAMINA. 10. TAVOLA. 10.

PLATE 10.

fig. 1. Aspect anatomique de la Varicocele montrant les veines élargies par l'Onanisme avant la destruction des testicules.

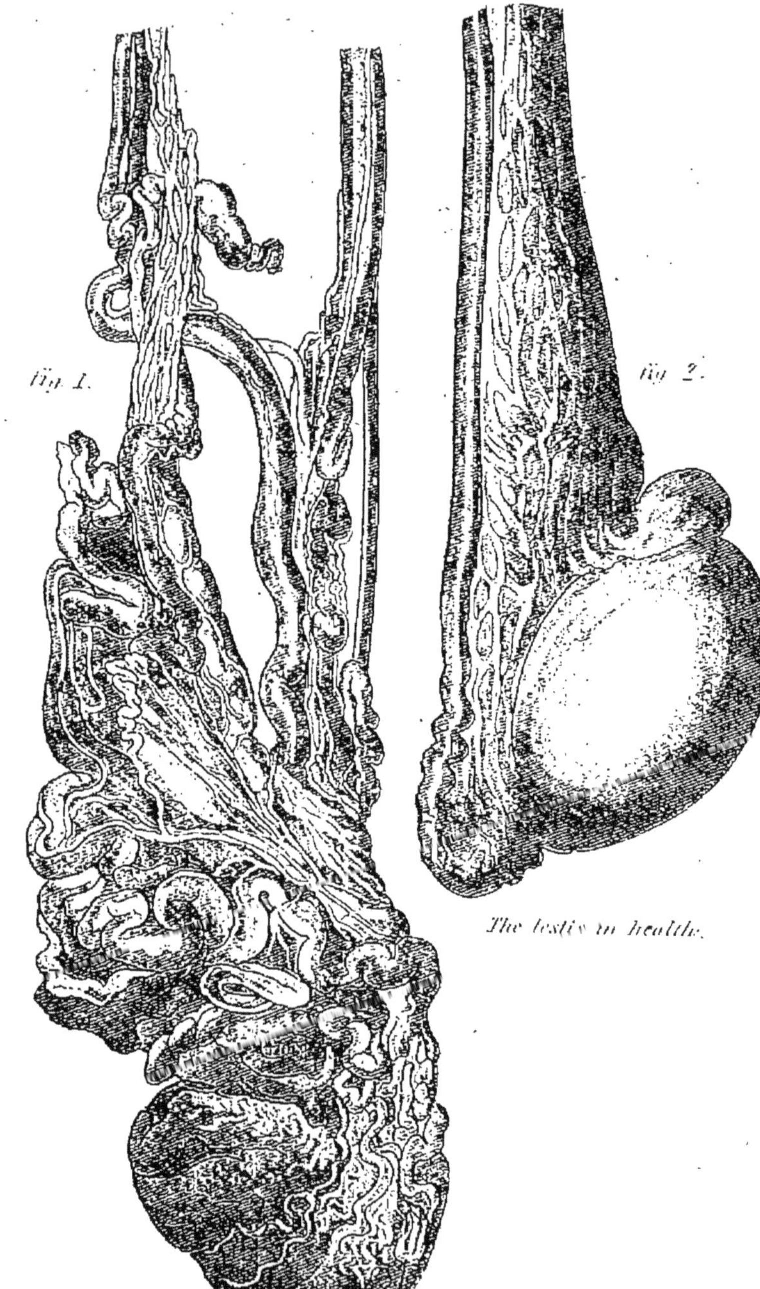

The testis in health.

fig. 1. Aspetto anatomico della Varicocele mostrando le vene allargate dall'Onanismo anteriormente alla distruzione dei testicoli.

fig. 1. Anatomical View of Varicocele shewing the Veins enlarged through Onanism previous to the testis being destroyed.

fig 1. Aspecto anatomico de la Varicocela mostrando las Venas ensanchadas por el Onanismo anteriormente á la destruccion de los testiculos

de malaise. *Le rectum est en général lâche, et les testicules (l'un plus fréquemment que l'autre) retombent plus bas que dans leur état naturel*, et il y a souvent une douleur ou une certaine sensation dans ces organes de la nature la plus alarmante. Les parties externes de la génération ainsi que le reste du corps souffrent considérablement. La verge est ridée, et quelquefois un fluide plus liquide que la semence s'écoule de l'urètre, surtout lorsque l'on va à la selle.

Nous verrons que cette contraction de la verge est une circonstance très-fréquente dans ces cas, parce que celle-ci est en rapport intime avec la condition actuelle des vaisseaux séminifères. Ainsi, dans les animaux châtrés, les parties formant la verge se contractent d'une manière étonnante. Plusieurs exemples ont été observés, où la verge, quoique au premier abord elle fût dans toute sa force, avait tellement diminué qu'à peine pouvait-on la prendre entre le pouce et l'index, et lorsque les vaisseaux séminifères ont été rendus à la santé, la verge a de nouveau recouvré sa grosseur primitive.

Quelques individus sont incapables de la moindre érection, pendant que d'autres sont tourmentés au lit toutes les nuits d'érections douloureuses, qui souvent ne sont pas accompagnées de désirs séxuels.

Ceci n'empêche pas seulement de profiter du repos du sommeil, mais encore, avant que le jour n'arrive, réduit les parties à un état douloureux dont elles ont de la peine à revenir avant la nuit suivante, où elles retombent encore dans la même condition. Le sommeil même que l'on obtient ainsi ne rafraîchit pas, car la personne se sent toujours languissante et oppressée, même au sortir du lit, et elle éprouve souvent une espèce de chaleur étique entremêlée de sensations de froid qui parcourent le dos jusqu'aux reins et qui épuisent les forces. L'effet le plus terrible de cette maladie, même lorsque l'esprit peut encore comprendre l'étendue de sa misère, est dans l'espèce de tiraillement douloureux ressenti par intervalles, et dans la convulsion de tout le corps qui suit immédiatement chaque émission. Le masturbateur est même sensible à cet état de choses. et cependant il est incapable d'y mettre une borne ; son corps est trempé d'une sueur froide ; il est oppressé et d'une faiblesse écrasante, et il peut difficilement changer de position ou bouger ses membres engourdis pendant des heures entières.

Tels sont les effets de cette maladie, surtout dans les cas invétérés, que les victimes changent totalement à la fois au physique et au moral comparativament à ce qu'ils étaient au premier abord. Le corps est réduit à la débilité la plus complète. quelquefois il est boursoufflé, la figure est toujours couverte d'une pâleur mortelle et de pustules bleuâtres; souvent des ulcères partout le corps ajoutent à son mélancolique aspect.

On peut à peine croire quel effet étonnant cet état maladif des vaisseaux séminifères produit sur toutes les facultés de l'esprit. Tandis que le corps dépérit, que les yeux s'enfoncent et que la vue est faible et languissante; tandis que la personne est susceptible aux refroidissements et est facilement affectée des changements de température; les sens participent à la ruine générale et sont entièrement viciés ou détruits. La mémoire fait premièrement défaut, ensuite la vue, l'ouïe et toutes les facultés du jugement sont graduellement plus ou moins dérangées, jusqu'à ce que le malade soit réduit à un état presque complet d'idiotisme. Dans cet état malheureux, il est continuellement accablé de la tristesse la plus noire; il ne prend aucun plaisir, même dans la société de ses amis, et, continuellement agité par le remords et l'angoisse, et par une insomnie perpétuelle, il verse des larmes au souvenir de sa malheureuse position; personne ne connaît ses souffrances et n'y compatit. S'il est en société, il ne prend aucune part à la conversation générale; il songe continuellement à ses maux et se les exagère si cela est possible; pendant le sommeil ou le réveil, il est également malheureux, s'imaginant toujours que chacun qui l'entoure médite sa perte; ses sentiments sont indescriptibles, car sa terreur est continuelle.

L'estomac ne tarde pas à souffrir d'une complication d'affections occasionnée par cette pernicieuse habitude. Lorsque ses effets désastreux commencent à se faire sentir sur le système, l'indigestion, du caractère le plus extraordinaire et le plus douloureux, s'ensuit; dans certains cas, elle est précédée de la perte de l'appétit, dans d'autres c'est le contraire; mais quoique le malade puisse manger avec modération, la digestion ne se fait pas convenablement, de façon à alimenter le corps en lui procurant la quantité suffisante de nutrition, car lorsque les aliments se trouvent dans l'estomac, ils sont dénaturés par une fermentation malsaine et par des éructations putrides et empestées, accompagnées d'une flatuosité qui, par son influence sur le cerveau, cause des hallucinations étranges. Les sensations particulières que ressent le malade pendant la digestion ou plutôt l'indigestion, sont de nature à lui occasionner un état de souffrance très-pénible. Un signe ordinaire de l'indigestion causée par l'onanisme est une sensation d'affaissement au creux de l'estomac, qui est tellement désagréable que le malade est prêt à faire tout ce qui est en son pouvoir pour s'en débarrasser.

Les organes qui sont affectés aux fonctions de la respiration n'échappent pas aux atteintes générales. L'haleine est courte et oppressée, surtout en montant un escalier ou une hauteur quelconque. En un mot, cette affection, que les médecins nomment essoufflement, est celle qui s'écoule de cet état de choses. Le patient est aussi très-souvent sujet à une légère toux sèche, à l'enrouement, aux maux de gorge et à une faiblesse de la voix; des crachements d'une nature désagréable, des douleurs à la poitrine, une haleine fétide et bien d'autres symptômes dénotent l'affection dont les nerfs qui alimentent la poitrine et son contenu sont atteints, ainsi que les parties du système qui s'y rapportent.

Les effets désastreux de ces habitudes contre nature se font sentir dans tous les organes du corps, qu'ils soient vitaux ou seulement secondaires : dans ces cas l'on ressent une grande faiblesse, plus ou moins de pâleur; quelquefois un aspect cadavérique accompagné de boutons sur la figure et surtout sur le front, qui suppurent et laissent des plaies hideuses; de la maigreur, une grande sensibilité aux changements des saisons, surtout dans les temps froids; de la langueur et de la pesanteur dans les yeux, la faiblesse de la vue, et enfin un délâbrement complet de toutes les facultés et particulièrement de la mémoire, en sont la conséquence. Nous devons aussi classer l'hypochondrie sous le titre de *tabes dorsalis*, qui l'accompagne presque toujours; et si ceux qui en sont affligés se livrent à la masturbation, elle achève de rendre la victime complétement malheureuse. Les malades ainsi affectés sont véritablement des objets de commisération; l'on doit mettre les plus grands soins à les interroger sur leurs souffrances et à les traiter, car il est presque impossible d'atteindre un tel degré de misère.

Cette maladie, quoique de la nature la plus désastreuse, est celle qui excite le moins d'attention de la part des amis, personne ne semble compatir à leurs maux, parce que la mort n'en est pas le résultat immédiat; comme si celle-ci était le mal le plus horrible à éviter. Cependant, dans ce cas, la mort serait peut-être un bienfait, puisqu'elle mettrait un terme à l'état affreux du malade. Beaucoup de suicides sont le résultat de la masturbatfon; car le malade ne voit aucune issue à la sombre position où il se trouve; partout où il dirige ses pas, il lui est impossible de trouver le repos. Rien ne vient lui relever le moral, et, si parfois un éclair de raison brille à ses yeux, il ne sert qu'à lui montrer l'horreur de sa position. Tel est l'état genéral de ceux qui se livrent à la masturbation et dont se moquent les étourdis qui n'en voient pas les effets immédiats. La description de chaque symptôme de cette affection suffit pour faire connaître ceux qui pourraient surgir dans le cours de la maladie, et en portant dans l'examen de celui-ci la plus stricte attention, nous pourrons en découvrir l'origine. Dans les affections dont les symptômes sont si nombreux et si contradictoires, l'on doit s'efforcer d'en découvrir une qui rende compte des autres. C'est ce que l'on peut faire selons nous, dans ce cas, et sans beaucoup de difficulté, si le médecin réunit les capacités nécessaires. Il arrive souvent que l'abus des facultés génératrices est la cause primitive, il détruit l'appétit et diminue la chaleur vitale, produisant ainsi les mêmes symptômes que suivent les autres formes de la maladie provenant de la même cause.

Les symptômes qui sont généralement observés chez ceux qui sont affectés de cette maladie, se rapprochent de ces affections du corps que nous venons de décrire. Nous allons en énumérer quelques uns ainsi qu'il suit.

De fréquentes convulsions, telles que celles qui accompagnent les attaques d'épilepsie, de forts maux de tête dont la douleur ne se fait sentir que dans un petit cercle, des palpitations du cœur, quelquefois une toux sèche, quelque chose approchant les coliques de miserere et donnant à la figure une teinte mâte comme la jaunisse, ainsi qu'une certaine affection ressemblant entièrement à la gravelle, et quelquefois une douleur qui descend de l'occiput le long de l'épine du dos. Les jambes enflent quelquefois mais il est facile de distinguer cet enflement de l'hydropisie en ce qu'elles ne sont pas marquées de petits trous et qu'elles enflent d'avantage le matin; une sensation de froid se fait aussi sentir dans les parties externes lorsque le malade est atteint périodiquement. Ce symptôme commence ordinairement le paroxysme et continue pendant sa durée ; l'urine est souvent limpide et très-abondante, quelquefois au contraire elle l'est peu et est mélangée avec une espèce de sédiment farineux et de couleur rose ; des éructations aigres ou fétides provenant de l'estomac, et la lenteur du pouls, quelquefois un aspect cadavérique, une grande dépression de l'esprit, une tristesse profonde accompagnée de larmes, sans causes précises, l'âme paraissant plutôt être malade que le corps et chérissant en quelque sorte les propres souffrances.

D'autres écrivains ont aussi écrit sur les suites funestes de l'onanisme. Celsus , dans son excellent ouvrage sur la conservation de la santé, dit : « Ces plaisirs nuisent tous les jours aux tempéraments les plus robustes ; combien de mal ne doivent-ils pas faire aux constitutions faibles. » Gallus aussi fait observer que la même cause produit une désorganisation du cerveau et des nerfs et détruit les facultés. Il cite aussi l'exemple d'un homme qui souffrait de cette affection et qui mourut pendant le coït. Pline le naturaliste en cite deux cas.

Les effets de cette coutume funeste sur un seigneur de Berne, en Suisse, dont Platerius nous cite l'histoire, ne peuvent être attribués qu'à des spasmes occasionnés par la masturbation. « Il se maria à un âge avancé, dit-il, dans le but d'avoir un héritier de ses propriétés et de ses dignités et lorsqu'il voulut consommer le mariage, il ressentit une violente suffocation qui le força à cesser.

Cet accident lui arriva chaque fois qu'il voulut recommencer. Il fit appeler Platerius, qui le trouvant bien portant sous tous les autres rapports, s'étonna de cette circonstance jusqu'à ce qu'il lui conta la vérité.

Platerius lui conseilla de ne point faire de nouvelles tentatives jusqu'à ce qu'il ressentît les effets du remède qu'il lui donna. Mais ses avis ne furent pas écoutés. Le seigneur suisse renouvela ses efforts, et cette fois étant résolu d'aller jusqu'au bout, il mourut dans les bras de sa femme. Son corps fut examiné après sa mort et on découvrit que les vaisseaux séminifères étaient rongés par une matière corrompue qui, selon Platerius, devait occasionner les spasmes, et par l'influence qu'elle exerçait dans le système nerveux, fut la cause de sa mort.

L'émission par la manière contre nature est accompagnée d'une espèce d'épilepsie convulsive. La faiblesse qui suit l'acte, a été jugée avec raison comme une preuve que ce n'est pas la perte de la semence seule qui en est la cause : mais ce qui démontre combien les spasmes doivent affaiblir le corps, est la faiblesse qu'ont éprouvée à certaines périodes de la vie des malades que nous avons traités et qui souffraient d'affections provenant de ces causes : nous en avons vu qui semblaient être atteints d'épilepsie.

Tulpuis, le célèbre médecin hollandais, publie les particularités d'un cas bien propre à montrer les conséquences résultant de cette pernicieuse habitude. « Samuel Verspretius, dit-il, vint me trouver, sa maladie se composait d'un écoulement des matières séminales qui existait chez lui à l'état normal mais surtout lorsqu'il allait à la selle, et dans ses rapports avec la femme sans qu'il put accomplir l'acte du coït : au bout d'un certain temps cet écoulement devint âcre et piquant, et occasionna une grande douleur. Une éruption scorbutique sortit derrière la tête et à la nuque, de là elle s'étendit à la moëlle épinière, aux reins, au postérieur et à la jonclure de la cuisse ; elle faisait tellement souffrir ce malheureux que sa physionomie se contractait et qu'il fut atteint d'une fièvre lente, qui petit à petit l'épuisa, mais trop lentement selon ses désirs, car son état était tel qu'il invoquait fréquemment la mort afin que celle-ci vint le délivrer de ses maux.

Comme nous l'avons déjà dit, tous les viscères du corps sont atteints de la complication des symptômes qui sont la conséquence des rapports sexuels ou ce qui est pis encore, de la masturbation. Comme de raison, le cœur, organe central de la circulation qui doit naturellement être très-agité dans tous les actes de la génération ne peut échapper à ses effets. Lorsque nous envisageons l'augmentation d'énergie de la circulation pendant le coït et que nous nous rendons compte de la respiration accélérée et de l'action puissante du cœur, nous ne pouvons être surpris que l'agitation à laquelle il est soumis pendant la masturbation répétée si fréquemment, tende à produire une désorganisation sérieuse du système et à occasionner les palpitations, qui, si elles ne sont pas constantes, sont amenées par la moindre cause.

Une autre raison très-certaine peut être imaginée dans la désorganisation de l'action du cœur dans les circonstances ci-dessus mentionnées, c'est la perte énorme du fluide nerveux qui a nécessairement lieu par suite de cette habitude abominable. Les physiologistes ont longtemps douté si les esprits vitaux et le fluide nerveux sont la même chose, mais l'expérience ou l'observation nous apprennent que si ces deux fluides ne sont pas identiques, ils ont beaucoup d'analogie entre eux et la perte des uns ou de l'autre produit des maux semblables.

La vue souffre beaucoup de la masturbation. Les paupières sont affectées d'une espèce d'inflammation chronique et secrètent pendant le jour un fluide aqueux qui la nuit devient très-épais, de sorte que les paupières adhèrent l'une à l'autre et ne peuvent être séparées qu'avec difficulté. Les yeux mêmes sont enveloppés dans la désorganisation générale, la vue devient obscure, un voile couvre ces organes, neutralisant leur utilité et les empêchant de fixer un objet pendant quelque temps. La malheureuse victime devient bientôt myope, des points noirs voltigent devant les yeux, des éclairs traversent les nerfs de la vision qui s'affaiblissent tellement qu'ils ne peuvent fonctionner au grand jour et que le soleil est une cause de douleur pour les organes affaiblis par les pertes auxquelles le corps a depuis longtemps été soumis.

« Une consultation, dit Hoffmann, eut lieu sur un jeune homme qui, entre autres maux qu'il s'était attirés par ses habitudes infâmes, était affligé d'une excessive faiblesse de la vue. Ce jeune homme s'étant livré à la masturbation dès l'âge de quinze ans jusqu'à celui de vingt-trois, fut à cette époque saisi d'une telle faiblesse dans la tête et les yeux que ceux-ci étaient souvent la proie de spasmes violents au moment des émissions séminales. Lorsqu'il voulait lire, il se trouvait dans un état voisin en quelque sorte de l'ivresse ; les pupilles des yeux se dilataient et il souffrait de grandes douleurs dans ces organes. Les paupières étaient lourdes et après les avoir fermées la nuit, une matière corrompue blanchâtre se rassemblait dans les coins, occasionnant ainsi une forte douleur. Il versait souvent des larmes sans qu'il put en donner le motif. Quoiqu'il eût bon appétit, sa maigreur était celle d'un squelette, et aussitôt qu'il avait mangé il se trouvait dans une espèce d'état d'ivresse.

L'organe de l'ouïe, comme tous les organes du corps, cesse de remplir ses fonctions à cause de la réduction de l'alimentation de fluide nerveux, par suite des pertes générales occasionnées par l'excitation extraordinaire des parties de la génération. Les personnes qui sont dans cet état deviennent sourdes et sont affectées de bourdonnements dans les oreilles qui les font beaucoup souffrir.

« J'ai vu un malade, dit l'illustre Boerhaave, dont la maladie commença par une lassitude et une faiblesse dans toutes les parties du corps, mais surtout dans les reins ; cette fatigue était accompagnée de mouvements involontaires dans les tendons, de spasmes périodiques et de décomposition du corps, en telle sorte que tout le système physique se trouva détruit. Il ressentait aussi une douleur que les malades appellent une chaleur sèche et brûlante, et qui consume continuellement les parties les plus délicates de l'intérieur du corps. J'ai aussi vu un jeune homme affligé du *tabes dorsalis*. Sa physionomie était très-agréable, et il avait été autrefois un très-joli garçon ; quoiqu'on l'eût averti de ne pas trop se livrer aux plaisirs, il s'y abandonna néanmoins entièrement ; il devint tellement difforme avant sa mort, que la partie charnue qui paraît au-dessus de l'apophyse épinière avait entièrement disparu. Son cerveau paraissait épuisé, et de fait il devint idiot. Ses articulations étaient raides, et je n'ai jamais vu occasionner par d'autres maladies, une absence si complète de mouvement dans le corps. Ses yeux s'enfoncèrent, devinrent ternes, et il perdit la vue. » Lorsqu'on ouvrit le corps, après sa mort, on trouva les conduits séminifères qui aboutissent à l'urètre complétement corrompus par suite de l'état maladif des parties qui paraissaient être en putréfaction, et dont la matière absorbée dans la circulation avait amenée la consomption. Les poumons paraissaient corrompus et le foie obstrué, les reins étaient attaqués et la mucosité même qui garnit les intestins se trouva être dans un état complet de purulence et de corruption.

La première chose à faire dans le traitement médical de cette affection est de tâcher de détourner le patient de la masturbation, et après cela, s'il en est encore temps, les remèdes ci-après indiqués pourront être appliqués. On peut se faire une idée de l'importance de la liqueur séminale en observant les effets aussitôt qu'elle commence à se former. La voix, la physionomie et les traits de la figure changent, la barbe croît, parce que les muscles acquièrent une fermeté et une force qui offrent une grande différence entre un adulte et une personne à l'état de puberté; ces changements sont empêchés par la destruction des organes qui servent à séparer la liqueur qui les produit, et l'expérience a démontré que l'amputation des testicules à l'âge de virilité a fait tomber la barbe, rendu de nouveau la voix faible et tout le corps efféminé.

Peut-on, après cela, nier ses effets sur le système physique, ou peut-on entretenir le moindre doute sur les maux divers qui doivent nécessairement provenir d'une évacuation trop grande et trop fréquente d'une matière si précieuse? La voie à laquelle sont destinés ces organes est la seule par laquelle cette évacuation doit s'effectuer. Certaines affections la font quelquefois couler; des rêves lascifs en causent souvent des pertes.

Si les effets dangereux de la décharge trop abondante de cette matière dépendaient seulement de la quantité, ou s'ils étaient de la même nature lorsque les quantités sont égales, ce serait de peu d'importance, dans le sens physique, dans le cas où cette évacuation serait occasionnée par l'un des moyens ci-dessus nommés; mais la *manière* est dans ce cas presque égale à la substance. Une trop grande perte de semence dans l'acte naturel produit de terribles effets, mais ils sont plus affreux encore quand la même quantité a été dissipée d'une manière contraire à la nature, à cause des suites extraordinaires qui sont produites sur le système nerveux. Les accidents qui arrivent à ceux qui se sont épuisés dans les rapports sexuels sont horribles, mais ils le sont encore davantage pour ceux qui se sont abandonnés à la masturbation.

Sanctorius nous rend compte, dans ses observations, de la cause primaire de ce danger. « Un coït modéré, dit-il, est utile lorsque la nature l'exige ; mais il affaiblit les facultés et surtout la mémoire lorsqu'il est l'effet de l'imagination. » Ceci est facilement expliqué. La nature dans l'état de santé n'inspire pas de désirs ; mais lorsque les vésicules séminales sont remplies d'une quantité de liqueur qui a acquis une telle épaisseur que son retour à la masse du sang s'effectue difficilement, nous pouvons être assurés, que, dans ce cas, quand l'évacuation a lieu, le corps n'en sera pas sensiblement affecté. Mais telle est l'organisation des parties génitales, que leur action et les désirs qui s'en suivent s'effectuent non-seulement par la présence d'une matière séminale surabondante, mais encore, l'imagination ayant une grande influence sur ces parties, celles-ci peuvent en être excitées, et les désirs conduisent souvent à cette coutume, qui est d'autant plus pernicieuse qu'elle est peu nécessaire. Cet organe est comme les autres, qui ne sont jamais excités que par la nature. La faim et la soif indiquent le besoin d'aliments ; si l'on en consomme une plus grande quantité qu'il n'est requis pour la satisfaire, le surplus nuit au corps et l'affaiblit. La nécessité d'aller à la selle et d'uriner se fait sentir sous certaines conditions physiques ; mais les mauvaises habitudes peuvent tant influer sur la constitution des organes, que la nécessité de ces évacuations peut ne plus dépendre de la quantité de matière à évacuer. Nous nous astreignons à des besoins sans en ressentir, et tel est le cas avec les masturbateurs. C'est l'imagination, l'habitude et non la nature qui les importunent. Ils épuisent la nature de ce qui est indispensable et de ce dont elle aurait mieux disposé pour satisfaire aux exigences du corps. A la fin, par suite de cette loi du système animal par laquelle les humeurs sont attirées par l'irritation, il se trouve une affluence continuelle de matière dans ces parties, et il arrive ce que Hypocrate a autrefois découvert : « quand une personne participe au coït, les vaisseaux séminifères sont dilatés et attrient la semence. » Cette circonstance cependant arrive d'une façon bien plus marquée lorsqu'elle est le résultat de la masturbation que quand elle est celui de rapports sexuels trop fréquents.

Nous avons déjà fait observer, et pour cela nous nous sommes appuyés sur les auteurs anciens et modernes les plus remarquables, que les effets de la masturbation sont plus dangereux que ceux provenant d'excès dans le coït. On nous dit dans l'Évangile que la jeune femme qui coucha avec David accrut les forces de ce roi. Dans les habitudes irrégulières, l'individu perd et ne gagne rien. De là nous pouvons remarquer chez ceux qui sont portés aux femmes une différence avec ceux qui sont la proie de l'onanisme, différence qui est toute en faveur des premiers. L'amour auquel le cœur est si sensible, et que l'on doit bien distinguer de cette volupté uniquement matérielle dont il diffère complètement, facilite la digestion, ranime la circulation, accélère toutes les fonctions, rend les forces et les soutient.

Si ces sentiments se trouvent unis aux plaisirs de l'amour, ils contribuent à restaurer ce qu'ils ont forcément enlevé, et l'observation le prouve. Sanctorius, médecin et professeur célèbre à Padoue, qui vivait au siècle dernier, a dit :

« Après un coït excessif avec la femme aimée, l'homme n'est pas sensible à la lassitude qui devrait s'en suivre, pourvu que les conduits séminifères ne soient pas corrompus par une matière purulente, car la joie de l'âme augmente la force du cœur, facilite les fonctions et répare toutes les pertes. » Venette, autre médecin célèbre (dans les ouvrages duquel nous trouvons un très-bon chapitre sur les dangers de l'onanisme), soutient que le corps n'est pas aussi épuisé lorsque l'homme a des rapports avec une jolie femme qu'avec une femme laide. « La beauté a des charmes qui dilatent le cœur et qui en multiplient les forces. »

Nous classerons sous sept titres différents les maux dont les patients se plaignent.

I. *Les émissions nocturnes involontaires :* des douleurs dans le dos et souvent dans la tête, une faiblesse de la vue et un écoulement muqueux de l'urètre, surtout après avoir fait quelques efforts à la selle, une douleur aiguë et mobile et une oscillation des testicules comme il est représenté dans la gravure. Les testicules étant les organes sécréteurs du fluide génital, sont munis d'artères, de veines, de lymphatiques et de nerfs, comme les autres glandes, et sont suspendus par le muscle cremaster. Donc, lorsque par une cause quelconque le tissu est affaibli, l'on ressent une douleur qui est augmentée par la relaxature des fibres et qui affecte tout le corps en général et le muscle cremaster en particulier.

II. Toutes les facultés intellectuelles sont affaiblies, la perte de la mémoire s'en suit, les idées sont obscurcies et il est impossible que l'on puisse vaquer aux affaires habituelles ; le malade a des accès de folie momentanés, il est dans un état de malaise continuel et si pénétré de remords

PLANCHE II. LAMINA 11. TAVOLA 11.

PLATE. 11.

fig 1. Aspecto general de las ficciones fatigadas por el Onanismo
fig 2. Relajamiento complato de los dos testiculos producido

fig 1. Aspetto generale dei lineamenti del volto stancati dall'Onanismo
fig 2. Allentamento completo dei due testicoli

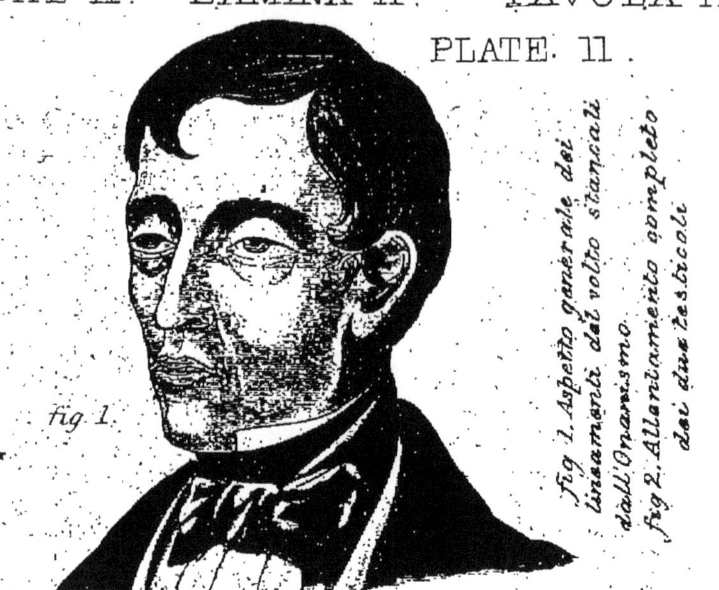

fig. 1.

General appearance of the features through Onanism.

fig 1. Aspect general des traits fatigués par l'Onanisme
fig 2 Relachement complet des deux Testicules provenant.

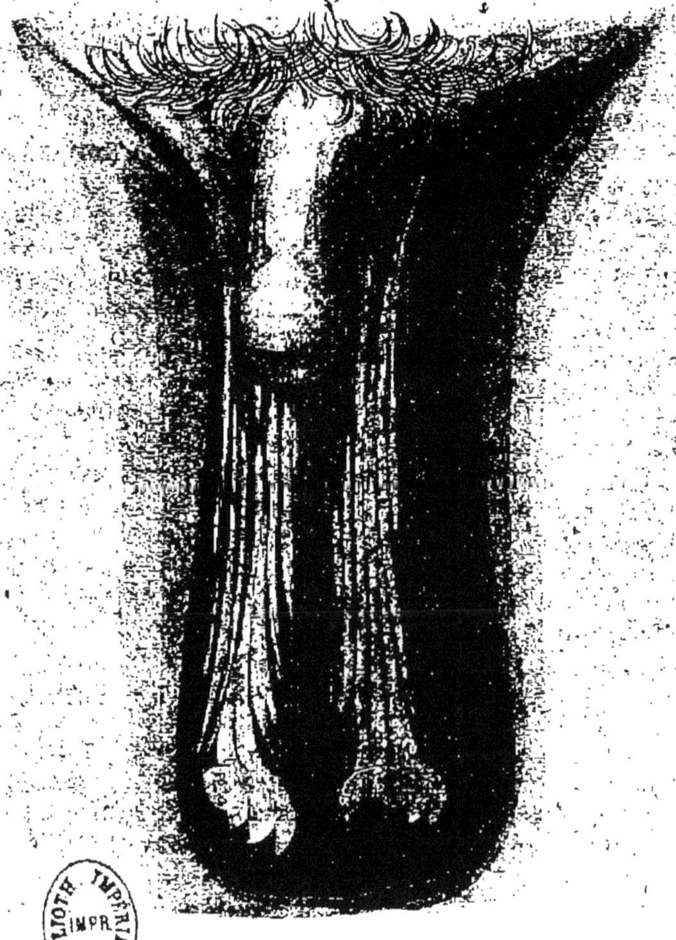

fig. 2.

Total relaxation of both testicles through Self pollution.

qu'il verse souvent des larmes. Il est sujet au vertige dans tous les sens, mais particulièrement la vue et l'ouïe sont affaiblies, et son sommeil est tourmenté par des rêves affreux.

III. La force du corps s'évanouit, et la croissance de ceux qui s'abandonnent à la masturbation est grandement empêchée. Quelques-uns ne peuvent dormir du tout; d'autres sont dans un état de torpeur continuel. Ils sont tous affligés d'hystérie et d'hypocondrie et des effets qui accompagnent ces terribles maladies, tels que la mélancolie, les soupirs, les larmes, les palpitations, les suffocations et les syncopes. Certains individus émettent une salive calcaire; une toux, une fièvre lente et la consomption sont chez d'autres les résultats de leur passion.

IV. Les douleurs les plus aiguës, chez d'autres, se font sentir dans la tête ou dans la poitrine, dans l'estomac ou dans les intestins; certaines personnes éprouvent des douleurs rhumatiques externes, un engourdissemeut douloureux dans quelques parties du corps lorsqu'on a touché à celles-ci.

V. *Non-seulement des boutons paraissent sur la figure* (ceci est un symptôme ordinaire), mais encore des plaies suppurantes et des carboncles sur le nez, la poitrine et les cuisses; une démangeaison très-âcre se fait sentir dans certaines parties du corps. Nous avons vu un malade se plaindre d'excroissances de chair sur le front. Tous ces symptômes montrent à quel état d'impureté se trouve réduit le sang.

VI. Les organes de la génération participent aussi à cet état de souffrances dont ils sont la cause primaire. *Bien des parties ne sont pas susceptibles d'érection*; d'autres déchargent leur liqueur séminale à la moindre titillation, à la plus faible érection ou au moindre effort à la selle. Quelques-uns sont affectés *d'une gonorrhée continuelle qui détruit entièrement leurs facultés* et l'écoulement ressemble à une humeur fétide ou à une mucosité. D'autres sont tourmentés par un douloureux priapisme, une dysurie, une strangurie, une chaleur de l'urine et de la difficulté à l'évacuation qui est très-pénible. D'autres encore ont des tumeurs douloureuses sur les testicules, sur la verge, sur la vessie et sur le cordon spermatique. En un mot l'impossibilité de participer au coït, la privation de la liqueur séminale rendent celui qui se livre à cette infâme passion, complétement imbécile ou plus ou moins impuissant.

VII. Les fonctions des intestins sont quelquefois entièrement dérangées et certains malades se plaignent de constipation continuelle, d'hémoroïdes, d'une matière fétide s'écoulant du fondement, ou bien de diarrhées accidentelles.

La figure, ce miroir de l'âme et du corps, offre le premier indice du désordre interne. Le teint et l'embonpoint, qui donnent un air de santé et peuvent seuls compenser la beauté (car sans ces qualités la beauté même ne produit d'autre sentiment qu'une froide admiration) sont les premiers à disparaître ; le corps maigrit, la peau devient rugueuse et sèche et légèrement plombée, les yeux perdent leur brillant et par leur langueur montrent celle qu'éprouve tout le corps. (Voy. gravure 5, fig 1.) les lèvres perdent leur teinte rosée, les dents leur blancheur et il n'est pas rare que le corps reçoive un tel choc qu'il se déforme entièrement.

Le progrès des suites dangereuses de la masturbation est trop visible pour que nous y insistions ; les personnes qui s'y livrent y sont trop sensibles comme on le voit par les remords affreux qui les agitent. Quand le mal a ouvert les yeux au coupable, il est sensible à sa faute et sent

« Le remords succéder à l'aiguillon du plaisir. » (MILTON.)

Quand le masque tombe et que le vrai tableau de leur conduite paraît sous ses sombres couleurs, ils se trouvent coupables d'un crime que la justice divine punit d'une mort lente, terrible et grosse des tortures les plus affreuses, à la fois du corps et de l'esprit.

Ces conséquences sont tellement décrites dans le cas suivant que nous croyons devoir les citer.

L. D., horloger de profession, avait toujours vécu avec prudence, et jouissait d'une bonne santé jusqu'à l'âge de dix-sept ans. A cette époque il s'abandonna à la masturbation, qu'il pratiquait tous les jours, quelquefois jusqu'à trois fois par jour, l'évacuation étant quelquefois précédé d'une légère insensibilité et d'un mouvement convulsif dans les muscles de distension de la tête, occasionnant un mouvement en arrière de celle-ci, pendant que le cou était très-gonflé. Une année ne s'était pas écoulée avant qu'il ne ressentit une faiblesse après chaque répétition du fait. Cet avis ne suffit pas pour le détourner de ces habitudes ignobles ; entièrement livré à cette passion, il était incapable de l'apprécier, et il persista tellement dans cette voie qu'il fut bientôt en danger de mort. Devenu sage lorsqu'il était déjà trop tard, le mal avait fait tant de progrès qu'il était devenu incurable, et les parties génitales étaient tellement irritées et affaiblies, qu'il n'était plus nécessaire qu'il fît des efforts pour amener l'évacuation de la semence : la moindre irritation produisait immédiatement une érection imparfaite, qui était suivie d'une évacuation de cette liqueur, de sorte que sa faiblesse augmentait de jour en jour. Les spasmes auxquels il n'était sensible auparavent que pendant l'acte et qui cessaient avec celui-ci, devinrent habituels et le surprenaient fréquemment sans aucune cause apparente, et si violemment, que pendant toute la durée de l'accès, qui était quelquefois de quinze heures, jamais moins de huit, il ressentait une douleur si violente dans la nuque qu'il poussait des hurlements affreux ; pendant tout ce temps il lui était impossible de prendre aucun aliment, soit solide soit liquide. Sa voix devint rauque, et perdit entièrement ses forces, et il fut obligé de quitter sa profession, étant entièrement incapable de s'y livrer. Ainsi accablé de misère, il languit pendant quelques mois presque sans secours et devint un objet de commisération d'autant plus grande que le peu de mémoire qui lui restait encore (et qu'il perdit plus tard) lui servait seulement à récapituler les causes de ses malheurs et à aggraver sa position par les remords qui le dévoraient. Il ressemblait moins à une créature vivante qu'à un cadavre ; couché sur la paille, maigre, pâle et dégoûtant, il émettait une odeur infecte, il était presque incapable de faire un mouvement ; un sang pâle et aqueux coulait de son nez, la langue était affreusement gonflée et la salive dégouttait de sa bouche. (Voy. gravure 9 fig. 1.) Comme il était la proie d'une diarrhée continuelle, il évacuait ses excréments dans son lit sans en avoir la connaissance, un flot de semence coulait sans relâche de sa verge. Les yeux remplis d'eau et d'humeur étaient obscurcis à un point tel qu'il ne pouvait les remuer ; son pouls était léger, rapide et fréquent. Il respirait avec difficulté et se trouvait réduit à un état de squelette par tout le corps, excepté aux pieds qui était affectés d'hydropisie. La désorganisation de l'esprit était égale à celle du corps ; privé de mémoire, il lui était impossible de former deux phrases sans réveiller ses chagrins, et il ne se passait jamais trois jours qu'il n'eût un retour de ses accès auxquels seuls il était resté sensible ; il formait ainsi dans sa dégradation, un spectacle qu'on ne peut imaginer, et il était impossible de croire qu'il fît partie de l'espèce humaine. Il mourut au bout de quelques semaines, son corps étant devenu presque entièrement hydropique.

Tous ceux qui se livrent à cette odieuse et criminelle pratique ne sont pas aussi sévèrement punis ; mais il n'en est pas qui ne le soient plus ou moins. La répétition de l'action, la variété des tempéraments et diverses circonstances indépendantes de l'une et de l'autre, occasionnent des différences considérables. Les symptômes que nous avons le plus souvent vus, se composent d'un dérangement de corps qui s'anonce parfois par la perte de l'appétit ou par un désir immodéré de nourriture; chez quelques-uns des douleurs aigues surtout pendant la digestion, ou des vomissements habituels qui ne cèdent à aucun remède aussi longtemps que la cause en existe; une faiblesse des organes de la respiration qui occasionnent fréquemment une toux sèche, un enrouement et une difficulté dans la respiration au moindre effort que l'on fait, et enfin un relâchement total du système nerveux.

Qu'on nous permette ici de reproduire quelques fragments de lettres qui, réunis, donneront une idée complète des désordres physiques causés par la masturbation. « Je sens bien, écrit un malade, que cette mauvaise habitude a diminué mes facultés et surtout ma mémoire. Comme bien d'autres jeunes gens j'eus le malheur de me livrer à une coutume aussi pernicieuse au corps qu'à l'âme. L'âge aidé de la raison, m'a depuis quelque temps guéri de ce malheureux penchant, mais le mal est fait. Une faiblesse, un malaise, un ennui, une mélancolie continuels qui semblent me poursuivre sans cesse, s'ajoutent à une sensibilité extrême du système nerveux. Je suis épuisé par une perte presque continuelle de semence, ma physionomie est d'une pâleur presque cadavéreuse. La faiblesse du corps me rend tout mouvement insupportable, celle des jambes est souvent telle que j'ai beaucoup de peine à me tenir debout et que je n'ose quitter ma chambre. Ma digestion est si mauvaise que je rends ma nourriture trois ou quatre heures après, presque dans le même état que je la prends. Ma poitrine est chargée de flegmes qui me causent une douleur continuelle, et les crachements m'épuisent. Ceci est une description sommaire de mes maux qui sont encore aggravés par la triste certitude que j'ai que chaque jour sera plus douloureux que le précédent. »

« Si la religion ne me retenait, dit un autre, j'aurais mis fin à une existence d'autant plus cruelle que je suis le propre auteur de mes maux. »

De fait, il n'y a pas d'état plus fâcheux qu'une dépréssion mentale; la douleur n'est rien en comparaison, et lorsque elle est jointe à des maux physiques, il n'est pas étonnant que le malade appelle la mort à grands cris et considére la vie, si l'on peut appeler vie une existence si misérable, comme un véritable malheur.

La description suivante est plus brève et moins terrible.

« J'eus le malheur de contracter cette pernicieuse habitude qui ruina bientôt ma constitution. Mais depuis quelques années ma position a été vraiment digne de pitié : mes nerfs sont très-faibles, mes mains toujours tremblantes, sans force et toujours moites de transpiration. Je suis sujet à de violents spasmes d'estomac, à des douleurs dans les bras, dans les jambes, quelquefois dans les reins et dans la poitrine, de façon à occasionner une toux très-fatigante. Mon appétit est insatiable, cependant je maigris considérablement et ma figure devient de plus en plus cadavérique. »

« La nature m'a fait découvrir, dit un troisième, la cause de la faiblesse où je suis tombé et l'abîme dans lequel je me précipitais, par les boutons et les ulcères qui se sont déclarés dans les parties génitales, et par la faiblesse que j'éprouvais pendant l'action. »

Nous pourrions ajouter une foule de récits de maladies semblables pour lesquelles nous avons été consultés, mais ce seraient d'inutiles répétitions.

Rien au monde n'affaiblit peut-être autant l'intelligence que cette pernicieuse coutume qui accapare tout l'esprit et toute l'attention de la personne, et empêche de suivre le cours de ses occupations en lui remplissant la tête d'idées lascives, même lorsqu'elle devrait être attentive aux affaires. De plus, cette habitude le rend stupide et morose, et détruit sa vivacité, sa gaîté et sa santé ; elle amène la consomption, la faiblesse, la stérilité et toute cette terrible suite de maladies qui le rendent timide, vaccillant, capricieux et ridicule. L'esprit est assailli de rêves horribles qui font que la victime de ce penchant craint de se trouver seule. Assurément de tels maux devraient suffire pour éloigner les jeunes gens d'une telle voie. Ils devraient songer que chaquefois qu'ils s'y abandonnent, ils sapent leur constitution, qu'ils s'attirent infailliblement une foule de maux et toutes les infirmités de l'âge, ainsi qu'une décomposition prématurée.

Combien doit être grande la faiblesse de ceux qui cherchent de pareils plaisirs. Jamais le bonheur ni la joie ne peuvent être la part de ceux dont les facultés du corps et de l'esprit sont corrompues par des plaisirs infâmes et contraires aux vœux de la nature. Donc, si ceux qui sont inspirés par de tels principes, voulaient permettre à la raison et à la nature de reprendre leur empire sur eux, combien ils auraient d'avantages dans la substitution d'un bonheur réel à des plaisirs imaginaires et trompeurs ; car si l'existence se trouve désorganisée dans toutes ses conditions et que les passions et les sensations du corps soient corrompues, comment peut-on espérer jouir d'un amour pur et réciproque, lorsque ce qui en constitue la base est détruit et que l'on a opéré la désorganisation des organes et corrompu leurs effets et leur influence. Un autre devoir plus impérieux encore, la volonté du Créateur qui a destiné l'homme à la propagation de son espèce, ordonne de ne pas se livrer à une aussi pernicieuse et aussi dégradante coutume.

Nous supplions donc les victimes de la masturbation de ne pas persévérer dans leur criminelle folie et de tenter de recouvrer le bonheur et la santé en vainquant leur faiblesse.

C'est surtout chez les jeunes gens des deux sexes que la masturbation commet le plus de ravages. Ceci est d'autant à déplorer et d'autant plus dangereux qu'elle frappe la société à sa base et tend à la détruire entièrement en énervant et en affaiblissant dès la plus tendre enfance ceux que Dieu a désignés comme les plus beaux ornements de la nature. Combien ne voyons-nous pas de ces malheureux, la physionomie pâle et défaite et les yeux enfoncés, qui doivent à la masturbation seule leur malheureux état de faiblesse et d'épuisement ! Incapables d être utiles à leurs amis ou à eux-mêmes, ils traînent au milieu d'une société qui les méprise, une existence qui est inutile à leurs semblables et qui est une source de chagrins pour eux.

Il est inutile de s'étendre d'avantage sur les dangers de la masturbation; ils ne sont que trop réels et trop démontrés.

Après avoir décrit les terribles effets de l'onanisme, nous allons maintenant examiner LA MÉTHODE DE TRAITEMENT ET DE GUÉRISON, et nous ferons d'abord observer qu'*avant qu'aucun remède ne soit administré* avec quelques chances de succès, il faut que le malade prenne la résolution de s'abstenir de se livrer à son penchant : Nous ferons observer que ceci est ordinairement le point le plus difficile à gagner ; car lorsque l'habitude en est prise, elle a un tel pouvoir sur l'imagination que l'énergie la plus grande est nécessaire pour la vaincre.

Il est plus difficile de vaincre les passions que de perfectionner le corps. Nous voyons fréquemment des quadrupèdes mâles, vaincus par des désirs furieux après avoir atteint leur puberté, mais la fécondité de notre imagination et nos principes sociaux rendent l'amour une passion plus forte et plus durable chez l'homme que chez aucune autre espèce de la terre. La consomption, le *tabes dorsalis*, le tremblement des nerfs et une vieillesse prématurée, comme nous l'avons déjà souvent dit, sont la conséquence fréquente de l'irritation sexuelle, pendant que la mélancolie et quelquefois le suicide sont le résultat d'un amour déçu et de l'épuisement du système nerveux occasionné par les excès vénériens et la pratique de l'onanisme.

Malheureusement ni la puissance sédative des ceintures plombées, ni les vertus antispamodiques des sacs de camphre, ni les propriétés rafraîchissantes du nitre ne produisent d'autre effet, que celui que l'imagination veut lui prêter, pour vaincre une passion que la seule volonté peut vaincre. De là l'utilité d'une éducation vertueuse pour surmonter les passions, surtout au moment où la jeunesse est sur le point de s'affranchir de l'autorité paternelle. La honte de cette action et l'habitude de vaincre les penchants doivent être inculqués aux jeunes gens avant qu'ils n'atteignent cet âge. Des compagnons dissolus, des rapports trop intimes entre les des deux sexes et les extravagantes fictions des romans occasionnent une sensibilité maladive qu'on doit essayer de prévenir. Les passions éveillées avant l'âge de raison sont la perte des jeunes gens des deux sexes : Donc on ne peut mettre trop de soins dans le choix de ses compagnons et dans celui des récréations. Le meilleur moyen d'entretenir en la tempérant, l'ardeur de la jeunesse, est de tenir constamment l'esprit et le corps occupés et d'observer un régime d'une grande régularité et d'une grande modération. Ces observations sont également applicables à l'empêchement des mauvaises habitudes. Cette tâche est cependant beaucoup plus difficile.

Que la raison reprenne donc son empire et que le malade se convertisse à la chasteté et à l'honneur, car la débilité de la nature peut être complètement surmontée par le célèbre BAUME CORDIAL DE SYRIAQUE, qui a rendu la vigueur et les forces sexuelles à des centaines de personnes débilitées des deux sexes, qui avaient été condamnées par les médecins les plus célèbres, et qui sont venues attester personnellement dans l'intérêt de l'humanité souffrante, la guérison extraordinaire de leur maux. Ses propriétés fortifiantes dépassent toute croyance ; il purifie le sang par ses qualités stimulantes, balsamiques et stomachiques, et fortifie complètement le système nerveux, de sorte que les facultés sont rendues à leur vigueur et à leurs fonctions, et l'édifice renversé de la vie renaît à la beauté et à la durée pendant que les signes d'une décomposition prématurée font place à une santé robuste et primitive.

Nous ne nous dissimulons pas qu'en recommandant notre BAUME CORDIAL DE SYRIAQUE, nous trouverons une opposition très-forte, qui naîtra de la malveillance qui s'attachera à notre médecine en raison des bons effets qu'elle produira; le médecin et le médicament qu'il offre au public sont ainsi souvent éliminés sans qu'ils aient pu fournir leurs preuves et sans que la science ait pu vaincre les effets de l'ignorance et de la stupidité. Des vues aussi étroites ne sont inspirées que par ceux dont elles peuvent servir les intérêts et non par ceux des milliers d'êtres souffrants qui réclament nos soins.

Depuis que notre première publication sur l'usage de ce médicament a paru, nous avons trouvé d'excellentes raisons pour persister dans les doctrines que nous émettons et pour propager nos idées avec une nouvelle énergie. Notre expérience n'est pas seulement complète, mais encore, en suivant les principes que nous avons alors tracés, nos efforts auront été couronnés de succès; les nombreuses communications favorables que nous recevons journellement du Royaume-Uni, nous convainquent, que dans un sens beaucoup plus restreint que ne le comportent généralement les améliorations dans la partie pratique de la médecine, ce remède énergique sera l'objet de la part du public d'une faveur qui ne manquera pas de s'étendre d'une manière plus générale.

Aucune maladie du corps humain n'est l'objet d'un traitement aussi général et aussi routinier que celle du système générateur, puisque, excepté dans sa forme la plus légère, aucune ne demande une attention plus soutenue. Ce plan généralisateur ou une négligence totale, quelquefois de la part du patient, quelquefois de celle de l'homme de l'art, et même de celle de tous les deux, et le traitement erroné qui n'est dû qu'au médecin, ont souvent réduit la constitution la plus robuste à la situation la plus misérable. Les suites variées de l'encoulement vénérien sur le système physique, dépendent beaucoup de l'effet qu'elles produisent sur l'esprit; dans quelques *émissions nocturnes* se trouve la cause fondamentale *de la faiblesse et de l'écoulement de la semence*, et il arrive que le système ayant lutté pendant longtemps sous l'influence des émissions nocturnes, ressent plus fortement que sous d'autres circonstances, l'irritation nerveuse qui accompagne ordinairement un écoulement abondant de la semence, fournissant ainsi la preuve de l'existence d'une débilité chronique; car ce qui a beaucoup d'effet. sur certains tempéraments, produira dans d'autres des symptômes d'une nature très-pénible, tant pour l'esprit que pour le corps ; ainsi a lieu une désorganisation complète, les effets combinés d'un enchaînement d'événements, peuvent ainsi être tracés mathématiquement jusqu'à la source de la débilité : car nous sommes induits à croire que la faiblesse séminale précède cette désorganisation nerveuse : il nous paraît évident que lorsque la débilité nerveuse existe, les émissions nocturnes sont accrues; leur répétition affaiblit sans aucun doute les forces vitales et, après un temps indéterminé, dispose les organes du cerveau à une irritation maladive. C'est ainsi que par sympathie des nerfs, le système général se dérange et le corps et l'esprit deviennent susceptibles aux effets de cette irritation dont l'influence générale ne peut être décrite que par ceux qui l'ont ressentie. Ces effets ne sont pas du reste le résultat d'une imagination désespérée ; au contraire, il naît une foule de maladies pénibles, qui, dans les progrès qu'ils font, ont une immense influence sur l'organisation. Cette irritation s'attache plus fréquemment aux tempéraments qui ont été précédemment affaiblis par les *excès vénériens*, ou plus encore par l'habitude dangereuse de l'*onanisme*, par le fait desquels toutes les parties sont affaiblies et sont tellement irritées et si facilement excitées par l'influence de l'imagination, que le plus léger aiguillon suffit pour les faire agir et produire ainsi une décharge de semence viciée.

Cette maladie provient d'une érection spontanée de la verge, érection souvent imparfaite, et d'une décharge de la semence souvent involontaire de la personne qui en est ignorante, jusqu'à ce que l'acte de l'émission vienne la réveiller : ceci est occasionné par l'état relâché et ramassé des vaisseaux ou est la conséquence de rêves voluptueux, inspirés par l'état maladif et l'irritation du cerveau et des autres organes en rapport avec les fonctions génératrices. L'homme est presque ignorant de ces émissions spontanées ; si cependant elles attirent son attention, leur *fréquence* et leurs conséquences seules éveillent ses craintes naturelles et légitimes. De fréquentes émissions nocturnes sont une preuve certaine de débilité et *l'annonce positive d'une prochaine impuissance*. Notre grande expérience nous permet d'assurer que la débilité et par suite l'impuissance sont les résultats presque certains des émissions fréquentes : les conséquences de la perte du fluide séminal sont cependant assez concluantes. Comme les émissions arrivent plus souvent que ne le comporte la distension des vaisseaux *sains*, les mesures les plus énergiques doivent être prises immédiatement pour en arrêter les progrès dont les suites seraient aussi dangereuses que si les pertes du fluide séminal étaient occasionnées par la masturbation. Le seul remède, peut-être véritablement efficace et par lequel avec de la *persévérance* on parviendra à la guérison est le Baume cordial de Syriaque qui possède cette admirable faculté au-dessus de tout ce qui a encore été inventé, et à un tel point qu'avec peu ou point d'aide il rend complètement la santé au corps.

C'est par suite de l'idée qu'aucune cure ne peut être opérée avant que cette maladie n'ait eu son cours, que proviennent toutes ces fâcheuses maladies qui ont rapport à la débilité. Joint à ce préjugé existe la crainte de ne pouvoir remplir les fonctions génératrices, car après la nécessité de la propre conservation, aucune ne se fait plus sentir que celle de la propagation de l'espèce ; chacun se trouvant jaloux de donner des preuves de sa force et de sa virilité par cet acte important et mystérieux des deux sexes. L'émission de la semence a lieu vers l'aube du jour et provient du renouvellement de cette agitation qui a lieu dans le premier sommeil ; l'intervalle rendant le système plus susceptible d'impression, que la débilité d'un esprit sensible favorise ; et les émissions se succèdant, les rapports ci-dessus décrits se trouvent confirmés, et la difficulté de surmonter une habitude enracinée devient plus grande pendant que les facultés génératrices en subissent les atteintes. L'esprit servant de stimulant, les organes de la génération, soit par l'activité fiévreuse qu'ils éprouvent ou par la longue habitude qu'ils ont acquise d'obéir à la moindre impulsion de l'imagination, ne sont plus capables de sentir les effets que produisent les approches du sexe opposé. Comme cette maladie provient de l'irritation physique et morale, le principal but est de détruire le rapport qui existe entre l'action organique et mentale et d'empêcher l'esprit de revenir à ses pensées habituelles ; sans cela la faculté stimulante épuisera son excitabilité à un tel point que la débilité en sera le résultat, car le pouvoir excitateur étant dérangé, les fonctions naturelles du corps languissent de plus en plus. La constitution cède devant les ravages de la maladie et laisse voir un état d'épuisement désespérant ; toutes ses facultés sont atteintes, toute sa force est perdue et le mal produit enfin un idiotisme qui dégénère souvent en folie et contre lequel la médecine ne peut rien. Mais quelle progression suit cette folie ? c'est ce que nous ne pouvons savoir : la cause immédiate de cette maladie obscure ne peut être découverte, car le malheureux qui souffre peut seul décrire la tension et la douleur causée par ces hallucinations, par cette mélancolie et par ces sensations brûlantes qui chassent infailliblement et peu à peu la raison de son siége. Sa présence est généralement indiquée par une grande débilité, de l'insouciance, un manque de résolution et d'activité, une grand disposition à la mélancolie, une préoccupation de l'avenir, et une foule d'autres sensations qui contribuent à débiliter le système physique. Cet effet se manifeste en ce que le corps maigrit et s'affaiblit, l'appétit devient insatiable, les organes de la génération si flasques et si faibles que la moindre titillatiou produit l'érection, qui est suivie par une émission d'une partie de la mucosité naturelle des glandes de l'urètre, de la prostate ou des vésicules séminales (mais non de semence) et par un abattement et un épuisement affreux du système : ces symptômes par leur fréquence deviennent une source de maux pour le malheureux patient qui perd ainsi le repos et la gaîté. Un écoulement continuel d'un liquide clair et visqueux se produit alors, ainsi qu'une irritabilité nerveuse qui dans les constitutions délicates prépare à des suites plus dangereuses et qui, si elle continuait, réduirait le malade au dernier dégré d'une consomption invétérée.

Le caractère principal de la *faiblesse séminale* est une débilité générale et non partielle du système nerveux, quoique par la suite tout le système y participe et chaque organe se dérange dans l'exécution de ses fonctions ; elle est fréquemment jointe à une maladie vénerienne, et quelquefois précédée ou suivie de l'écoulement. L'écoulement est toujours accompagné d'une faiblesse générale, du manque d'appétit, et d'une forte douleur autour de la vessie et des lombes; la semence s'enfuit insensiblement en toussant, en allant à la selle, et par la moindre érection de la verge, érection bien faible, puisque la semence, quoique facilement émise, ne possède pas la force de la semence en état de santé, ce qui lui donne une apparence claire, bleuâtre, et collant légèrement les draps. Nous traiterons ce mal comme provenant simplement de l'onanisme, la force de sécrétion des testicules étant dans ce cas trop rapide pour la verge qui, faute d'une érection correspondante, participe à peine à l'émission ; d'où il s'en suit que l'érection de la verge dépend plus de l'esprit que de la sécrétion de la semence.

C'est dans cet état que nous devons considérer que la faiblesse séminale est dangereuse; nous n'y trouvons généralement pas de maladie particulière des organes génitaux; la semence s'écoule par un acte involontaire, tandisque dans les autres deux cas, la décharge est produite par la friction.

Cette maladie ne provient pas d'un excès de santé, elle est plutôt l'effet d'une mauvaise constitution et de la faiblesse; c'estun état d'épuisement et de débilité soudaine produite par une coutume dangereuse qui a causé une irritation trop générale et permanente du mécanisme animal. Dans les premiers degrés de cette maladie, on recommande ordinairement les rapports avec la femme, mais dans ce cas où la maladie a fait des progrès, et où par conséquent il faut porter remède à la perte de la semence, notre but est de remplir et point de vider, de protéger le système contre les conséquences d'épuisements répétés, causés par une perte contre-nature et abondante du fluide le plus précieux du corps humain; et la fréquentation du sexe qui peut être salutaire aux personnes en bonne santé, doit être pratiquée dans ce cas avec toute la réserve possible. *La faculté sexuelle chez l'homme* est un pouvoir composé et mystérieux, qui demande un accord parfait dans l'acte entre l'organe sécréteur de la semence et l'instrument de l'éjaculation. L'irrégularité dans les fonctions ou un manque de réciprocité entre l'action des testicules et la verge, doit infailliblement produire une maladie; car du moment où il existe une relation si intime entre les testicules et la verge, il se peut que le moindre désaccord entre eux produise *l'impuissance.* De quelque manière que cette déviation entre l'action de ces deux parties arrive, il sera facile d'en découvrir les effets dans la *débilité séminale* et dans la destruction finale de la force sexuelle. L'irritation, de quelque part qu'elle provienne, se propage rapidement dans l'urètre, il s'en suit une inflammation chronique de la prostate qui est la partie la plus sensible de ce canal, et les muscles qui entourent la division membraneuse des passages urinaires sont atteints sympathiquement de spasmes irréguliers. L'inflammation gagne du terrain et finit par attaquer les vésicules séminales, et même les testicules, produisant dans celles-là des évacuations extraordinaires, et dans les testicules une sécrétion très-claire, lâchée trop rapidement et par conséquent *sans valeur* pour la génération. Chez les personnes atteintes de cette maladie, *l'émission* (même dans les rapports sexuels) *arrive trop rapidement*, les pollutions nocturnes sont fréquentes, (elles sont souvent les précurseurs immédiats de la faiblesse séminale) ou bien la semence est expulsée pendant l'évacuation de la vessie et des intestins. Chez quelques uns il y a une extinction plus ou moins grande des désirs amoureux, alors les érections deviennent rares et faibles, incomplètes ou nulles.

Cette condition des organes sexuels a son propre caractère général, analogue à ceux des pollutions volontaires de la première jeunesse : le malade, trop tard peut-être, s'aperçoit de sa faiblesse, devient timide, craintif, insouciant, toujours occupé de sa maladie, jusqu'à ce que la présence continuelle et le retour des mêmes idées le plongent dans une espèce de *monomanie* ou plutôt dans un âge puéril prématuré. Toutes les fonctions du corps languissent et sont dérangées, une dégradation générale assoupit toutes les facultés du corps et de l'âme. *Le fluide séminal peut s'écouler sans plaisir, sans érection, sans l'éjaculation naturelle*, et une telle perte donne naissance à des maux infiniment plus grands que ceux qui dérivent d'un excès de rapports purement sexuels ou, ce qui pis est, de l'onanisme. Plusieurs écrivains ont soutenu que ce n'est pas la semence, mais seulement la mucosité du canal ou le fluide prostatique qui, dans ces cas, fournit la matière à la décharge; mais, *nous avons déjà vu* que cette idée sur la pathologie de cette maladie est loin d'être exacte. Une simple inflammation chronique produite par des causes communes, peut être accompagnée d'une décharge abondante et muqueuse; mais la *faiblesse séminale* est, dans la plupart des cas, la dernière conséquence de la masturbation qui produit cette irritabilité qui se fait sentir dans des pollutions nocturnes, *et plus tard dans une faiblesse complète de tout le système de la génération*. Ce fluide séminal tel qu'il est, faible, clair, d'une nature malsaine et dépourvu de toute force génératrice, est sans doute ce fluide que les organes laissent échapper, et notre premier soin doit être d'en empêcher l'écoulement, ainsi que de rendre la santé aux conduits sécréteurs et retentifs.

Les atteintes que reçoit le système nerveux ne constituent pas les seules causes de maladie et de prostration des forces produites par la perte de la sécrétion séminale; car là où la faiblesse est grande et où la perte d'une semence claire qui s'échappe goutte à goutte, est journalière, il y a une faiblesse progressive que l'on ne peut point attribuer à une simple excitation voluptueuse. La masturbation est une cause générale de cette maladie désastreuse. Il y a bien peu de constitutions capables de supporter une perte excessive de ce fluide, quand même elle serait produite d'une manière naturelle, sans que probablement la même espèce de faiblesse s'ensuive; mais lorsqu'on a recours aux émotions contre-nature, les souffrances que l'on s'attire sont affreuses. Les effets qui en dérivent pendant les premiers degrés de la faiblesse séminale, ne sont pas les mêmes chez tous les individus: quelques uns ne peuvent produire une décharge de la semence dans la partie génitale de la femme d'une manière naturelle, quoiqu'ils soient susceptibles d'érection temporaire ; d'autres ne peuvent exercer l'acte de la copulation, parce que l'émission a lieu trop subitement et avant que la verge ait acquis la raideur nécessaire pour pouvoir pénétrer.

Il ne faut donc pas que l'illusion entraîne les idées et les penchants à des actes contraires à la nature. Ceux qui par un effort dénaturé détruisent les forces qu'ils ont reçu de la nature, chercheront envain de partager la demeure accordée à ceux qui ont abandonné la voie de l'erreur pour parcourir celle de la justice et de la vie. Mais si cet état maladif continue (ce qui amènerait la ruine certaine de ceux qui en sont atteints), le célibat devrait être le sort de ceux qui par cette cause se sont rendus impropres aux liens de l'affection et de la nature; car on ne doit point songer au mariage s'il existe un empêchement comme celui de l'impuissance. En agissant autrement, on commettrait un crime, et la malheureuse compagne de votre sort, que vous avez juré d'aimer, est vouée à la stérilité, à la déception de ses plus chéres espèrances et au mépris. L'aurore de son avenir est obscurcie, la discorde s'ensuit, les reproches tourmentent le cœur, et ce qui aurait dû être une vie de plaisirs, devient une vie de peines; car sans les joies mutuelles d'une vie conjugale, on chercherait en vain de parcourir une existence qu'une réciprocité de sentimens seule peut rendre heureuse.

Imaginez-vous la position d'nn jeune homme dans un tel état, que des circonstances portent à former une liaison matrimoniale, et qui se trouve appelé à changer ses habitudes vicieuses contre les joies pures d'un lit nuptial! La position des deux mariés n'est-elle pas désolante? Le mari éprouvant peut-être une émotion nouvelle mais puissante, essaie de remplir le principal but de son union. Les passions sont enflammées au plus haut degré; chaque faculté semble éprouver la sensation d'une edouce extase; mais hélas! au moment où il veut déchirer le voile virginal de son épouse, une émission spontanée a lieu, son feu se refroidit, l'excitation si forte, il y a un moment, disparaît, et les fonctions animales se paralysent et deviennent impropres à remplir le hut pour lequel ils ont été excités.

Le lit nuptial, au lieu de faire participer à des délices extatiques, saintes, indéfinissables, devient un foyer de mortification et de désenchantement; c'est alors que l'épouse trompée conçoit des soupçons que l'avenir ne justifie que trop tôt; et si, dans un pareil cas, la malheureuse femme devient la proie d'un habile séducteur, sa faute admet bien des excuses, et le mari blessé ne peut qu'attribuer à soi-même la cause de son malheur domestique.

Quelquefois les forces des organes génitaux dans l'homme ne sont pas tout-à-fait détruites, et la femme, si elle

PLANCHE 12 LAMINA 12. TAVOLA 12

PLATE 12.

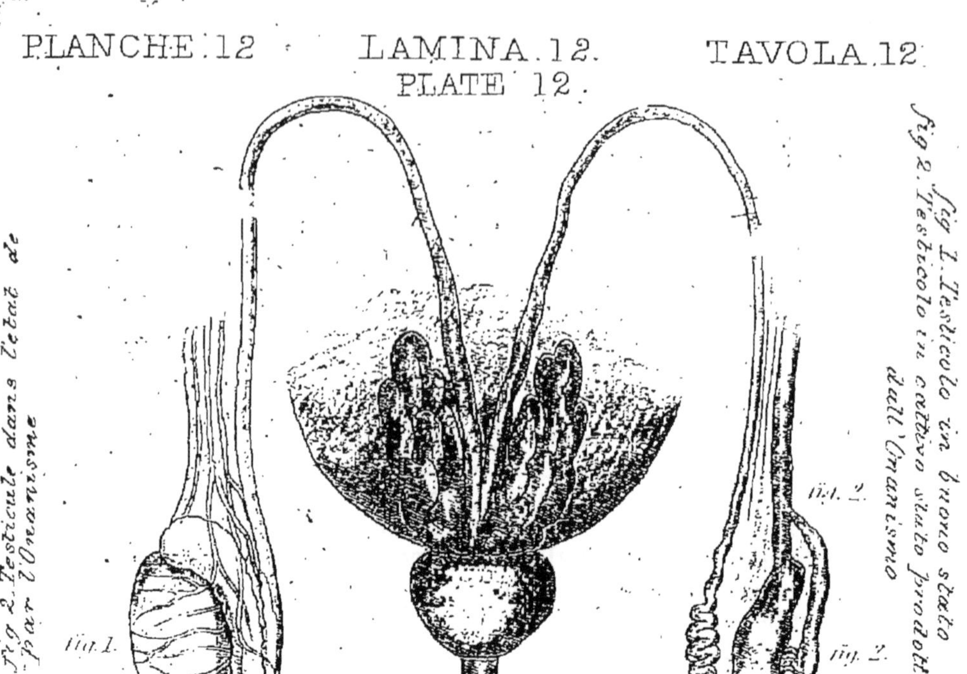

The testis in health.

The testis wasted away through Onanism.

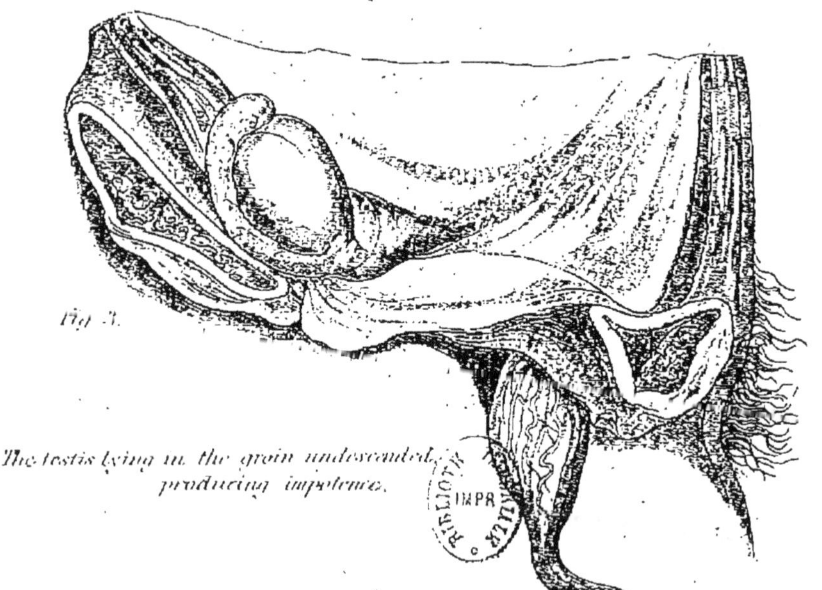

The testis lying in the groin undescended, producing impotence.

fig 1. Testicule dans l'état sain fig 2. Testicule dans l'état de maladie produit par l'Onanisme

fig 1. Testicolo in buono stato fig 2. Testicolo in cattivo stato prodotto dall'Onanismo

fig 1. Testiculo en estado sano fig 2. Testiculo en estado enfermo producido por el Onanismo

est en bonne santé, peut concevoir d'un homme, dont la force du corps est presque entièrement épuisée. Mais peut-on s'attendre à autre chose qu'à voir la progéniture d'un tel homme chétive, faible et portant en elle les germes des maux qui causent la mort d'un si grand nombre d'enfants ? Nous ne rencontrons que trop souvent de tels exemples : quelquefois l'enfant meurt avant son apparition, et quelquefois au moment où il vient au monde.

Il s'en suit donc, qu'il y a plusieurs sortes de faiblesses séminales qui, sans rendre l'acte sexuel impossible, lui ôtent néanmoins toute efficacité, ou bien, produisent des êtres qui ne naissent que pour traîner une existence douloureuse et de courte durée.

Quoique la faiblesse séminale et l'écoulement existent quelquefois dans le même individu, il ne s'ensuit cependant pas que ces deux maux soient réunis ensemble, ayant déjà vu qu'ils peuvent exister séparément. S'ils existent simultanément, une des formes les plus pernicieuses de l'écoulement est celle qui provient des parties génitales affaiblies ; car l'individu se sachant coupable d'une habitude brutale et en même temps séduit par l'impunité, persévère dans ses mauvaises habitudes, et cache longtemps la maladie qui paralyse entièrement l'action des vaisseaux séminaux, épuise graduellement son corps et détruit toutes ses facultés intellectuelles, jusqu'à ce qu'à la fin les conseils de ses parents et amis, alarmés par le progrès de sa maigreur et de sa décadence, et la peur de la mort, le déterminent à avoir recours aux soins du médecin.

Cet état de maladie peut quelquefois être l'effet combiné de la masturbation et des maladies vénériennes, quoiqu'il puisse provenir aussi des effets débilitants du mercure.

Nous savons aussi que l'habitude de la masturbation produit un état si alarmant des organes de la génération qu'un simple chatouillement des parties, l'exercice le plus léger, ou même l'imagination suffisent pour produire une décharge involontaire abondante ; il en est de même de l'excès des plaisirs amoureux, quelques purs qu'ils soient.

Puisque parmi tous les maux, auxquels le corps humain est sujet, il n'y en a peut-être pas qui soient si pénibles à traiter que ceux qui nous occupent, il est bien heureux que les meilleurs remèdes pour les guérir, puissent être pris à une *dose et pour un espace de temps quelconques* avec le meilleur effet possible. En effet, nous pouvons le dire, que de toutes les maladies que nous eûmes à guérir, il n'y en a pas une qui, avec la persévérance nécessaire, n'ait été complètement déracinée.

Le BAUME CORDIAL DE SYRIAQUE diffère essentiellement des autres médicaments que nous connaissons, par la durée du temps qu'on peut l'employer. Tous les autres médicaments perdent de leur force par le long usage, et pour en retirer des effets salutaires, il faut en augmenter la dose en proportion du temps que l'on s'en sert, ce qui contribue plus ou moins, à endommager la constitution de ceux qui s'en servent. Le BAUME CORDIAL DE SYRIAQUE, au contraire, plus on l'emploie, plus il améliore les facultés de l'esprit et du corps; et au lieu d'en augmenter la dose, ce qui est indispensable avec les autres remèdes, nous le donnons toujours dans la même proportion, de sorte que notre dernière dose est égale à la première, ce qui produit les mêmes et souvent des meilleurs effets sur le système du corps; aussi conseillons-nous tout le monde de s'en servir même après la guérison pour tout le reste de la vie, ne pouvant produire jamais des mauvais effets, et ce qui serait certainement moins désagréable que la présence des maux pour la guérison desquels il a été employé.

Nous avons vu dernièrement plusieurs cas de personnes qui ont eu recours à nous. Ils conservaient bien peu d'espoir de guérison, et ne s'apercevaient pas de leurs progrès rapides vers le rétablissement de leur santé, jusqu'à ce qu'une guérison complète vint enfin les arracher à l'incertitude.

FLUOR ALBUS OU FLEURS BLANCHES.

Bien des femmes sont généralement ou partialement affectées de *fleurs blanches* : un tel écoulement, quoique partiel, suffit pour affaiblir tout le système, surtout celui des personnes d'une nature faible, une maladie quelconque étant presque toujours suivie de fleurs, accompagnées d'un état de faiblesse générale. Il est essentiel de porter une prompte attention aux symptômes de ce mal, qui peut être facilement guéri à son commencement, mais si l'on le néglige (mode favorite chez quelques-unes), alors ce mal, quand même il n'augmenterait pas, produirait une faiblesse générale et épuiserait les facultés de l'esprit; l'urine acquiert par là une chaleur plus forte qu'à l'ordinaire, quelquefois des ulcères, des douleurs au dos et aux jointures, une pâleur sur tout le corps, l'indigestion, le gonflement des jambes et l'irrégularité dans les menstrues en dérivent : et si ces symptômes ne disparaissent par les remèdes appliqués, le malade tombe graduellement dans un état de consomption, accompagné d'un abattement général, jusqu'à ce qu'une maladie chronique vienne mettre un terme à ses jours. Chez quelques personnes, ces fleurs sont à leur première apparition si faibles, qu'elles n'en souffrent aucunement pendant les deux ou trois premières années, et considérant le mal comme inoffensif, n'y font point attention : mais combien ne s'en sont-elles repenties de leur négligence ! car ce mal ne fait qu'augmenter, et tant qu'on n'en aura arrêté le progrès, il deviendra toujours plus funeste.

Quoique cette maladie ne soit ni dangereuse, ni difficile à guérir, lorsqu'on s'y prend à temps, (à moins qu'elle ne soit encore accompagnée d'autres maladies,) elle peut cependant, même dans son commencement, produire une stérilité incurable : quoique ces fleurs soient à leur première apparition quelquefois si faibles à ne produire aucune crainte pour l'avenir, elles peuvent cependant plus tard acquérir un principe acre et irritant à rendre les parties susceptibles, même au contact de l'eau qui ronge la surface molle sur laquelle elle passe, ce qui produit non-seulement une sensation très désagréable, mais peut devenir plns tard la cause de maladies qui rendraient infructueux tous les efforts de la science pour leur guérison : car chez quelques personnes, quoique les effets produits dans tout le corps soient apparemment légers, nous sommes d'avis qu'ils affaiblissent considérablement les organes de la génération, et qu'ils peuvent produire non-seulement la stérilité, mais une aversion décidée pour tout rapport sexuel. Les décharges ne suivent aucune règle quant à l'époque ou à leur durée. Nous devons toujours nous rappeler que la stérilité accompagne souvent cette maladie ; car, tant que la matrice sera faible, il n'y aura point de force de conception ni de détention. Tous les maux peuvent être sujets à des récidives, et peut-être celui dont nous parlons, plus que tout autre ; et pour prévenir un tel retour nous ne saurions trop recommander l'usage actif et régulier du Baume cordial de Syriaque.

DE L'IMPUISSANCE.

L'impuissance peut dériver d'un manque de chaleur vitale, d'une faiblesse, de l'excès des plaisirs sexuels, de chancres mal guéris, d'écoulements invétérés, etc., etc. ; mais la cause la plus fréquente de l'impuissance à une époque où l'on devrait posséder le plus de force génératrice, est une débilité générale des organes de la génération, produite par l'habitude prématurée ou par l'excès des plaisirs sexuels, par l'abominable vice de la masturbation; dans tous ces cas, l'érection n'a pas lieu, ou bien elle est faible, quoique l'imagination soit fortement excitée par des idées lascives. Les muscles érecteurs sont paralysés par l'abus, et la semence, si sécrétion il y a, vu l'état faible des testicules, est claire, séreuse, sans consistance, avec peu de spermatozoa ou d'animalcules, et ceux-ci même malades, imparfaits et souvent dépourvus de toute faculté prolyfique. Il se peut aussi qu'il n'y ait point de consentement entre les organes pricipaux et secondaires de la génération ; de sorte que la verge agit sans le concours des testicules, et se met en état d'érection sans qu'il y aït de la semence à évacuer : et de l'autre côté, ces testicules peuvent opérer la sécrétion trop vile, ce qui causerait une émission sans qu'il y ait érection de la verge. L'impuissance peut provenir aussi du défaut d'action et de réaction dans les organes génitaux mêmes : chaque organe dans les corps animés se compose de plusieurs différentes parties. Quoique ces parties soient en rapport entre-elles dans l'action générale de la vitalité et qu'elles tendent toutes au même but, cependant leurs fonctions séparées et l'action particulière à chaque organe diffèrent essentiellement entre-elles : il s'en suit donc, que quand dans ces organes l'énergie vitale jouit de toutes ses forces, il y a une succession climaterique dans le mouvement animal, une force provenant de l'autre, ce qui à la fin contribue à produire l'effet commun ; une déviation dans un de ces mouvements constitue la maladie ou rend les organes affectés incapables à l'accomplissement de leurs fonctions. Ces principes peuvent être appliqués en général à tous les organes animaux, mais particulièrement à ceux en question, ayant déjà cité des cas où l'irrégularité dans l'action des testicules et de la verge produit l'impuissance.

L'impuissance est quelquefois occasionnée par des maladies spéciales, telles que fièvres nerveuses et malignes ; tandis que d'autres maladies produisent souvent un effet contraire : comme la goutte, le rhumatisme, les hémoroïdes, etc. ; et on a vu des exemples d'autres maladies produisant un changement complet dans la constitution, de sorte qu'un homme impuissant peut recouvrer ses facultés génératrices après la guérison de telles maladies.

La copulation ne devrait jamais être forcée : nons avons eu sous nos yeux de terribles exemples de personnes s'étant inutilement forcées d'accomplir cet acte ; et il n'y a pas longtemps nous fûmes appelés pour constater la mort d'un homme âgé, victime d'une présomption qui ne lui était pas donné de réaliser. En cas d'incapacité ou d'impuissance temporaire, on fera mieux de s'en abstenir tout-à-fait, et attendre un moment plus favorable.

De même que l'excès dans les plaisirs sexuels détériore les forces génératriees, de même une complète abstinence peut être considérée comme excessivement dangereuse. L'exercice convenable d'un organe tend à le perfectionner, tandis que la négligence ou l'abus ammène son déterriorement. L'abstinence complète des plaisirs sexuels, l'inaction des organes de la génération, n'est pas une vertu ! Pourquoi des désirs si puissants nous auraient-ils été donnés ? Pourquoi la nature nous aurait-elle accordé une organisation si merveilleuse, si ces organes n'avaient été destinés à l'usage de ceux qui en sont doués ? Nous ajouterons même que la société, telle qu'elle est, n'a point été formée d'après nos instincts naturels, et d'après les droits qui nous sont innés.

L'impuissance dans l'homme peut provénir encore d'autres causes bien différentes. L'incapacité d'érection, eflet ordinaire de la masturbation ; l'incapacité de rétention dans les vaisseaux séminanx, produits par un état maladif de ces vaisseaux et par la persévérence dans cette pratique vicieuse ; l'incapacité de rétention dérivant du trop plein de ces vaisseaux ; et enfin les influences intellectuelles peuvent être les causes de l'impuissance. Néanmoins, quoique ce défaut puisse dériver souvent d'une simple maladie, il peut cependant être considéré, dans la pluralité des cas, comme le résultat de l'onanisme.

L'excès dans les plaisirs sexuels a toujours été reconnu après la masturbation, comme la cause la plus fréquente de l'impuissance chez l'homme, et de la stérilité chez les femmes. C'est à un tel excès qu'il faut attribuer en grande partie le manque de progéniture dans les mariages. La semence s'échappe en ce cas sans la coopératron des muscles éjaculateurs, elle est imparfaite, dépourvue de faculté génératrice, et si la grossesse s'en suit, le rejeton partage la débilité de ses parents, et meurt très-jeune comme des milliers de ses semblables qui ont dû leur vie à des parents impuissants. En cas d'impuissance, le père souffre généralement d'une inflammation des vésicules séminales, ou d'une faiblesse séminale accompagnée de décharges plus ou moins involontaires.

Nous avons été souvent consultés par des malades qui pendant le coït n'avaient qu'un seul des corps caverneux de la verge en état d'érection, ce qui faisait que la verge se trouvait courbée d'un côté, causant ainsi une imperfection difficile à guérir, surtout lorsqu'elle provient d'un défaut dans la construction des parties ; mais même lorsque les deux corps de la verge sont enflés, si la glande reste flasque, la semence sera mal évacuée, ce qui est une des principales causes de l'impuissance ; ce n'est que lorsque les corps spongieux de la verge et de l'urètre sont enflés en même temps, que l'érection peut être considérée comme parfaite. La verge est quelquefois sujette à se courber lorsqu'elle est en état d'érection, ce qui provient généralement de l'onanisme pendant la jeunesse.

Si nous considérons le mécanisme de ces parties ainsi que leur apparence extérieure, il nous sera facile de déterminer les maladies qui peuvent être guéries, et celles qui ne peuvent pas l'être ; si la courbature de la verge dérive de la faiblesse d'un de ses corps caverneux, la maladie peut être regardée comme incurable à certaines périodes de la vie ; mais si elle provient d'un mauvais état des glandes dans l'urètre, ou d'une érosion des vésicules séminales, le malade ne doit pas désespérer de sa guérison. La nature d'une maladie ne peut-être connue que par une longue expérience et par une connaissance accomplie des parties et de leur mécanisme.

Les personnes impuissantes sont guéries promptement et radicalement par l'usage du Baume cordial de Syriaque et par des bains froids, qui fortifient la constitution, donnent de la vigueur à la santé ébranlée, et favorisent la reproduction de la semence.

Les constitutions faibles ou détruites, le tremblement des mains, les maux de têtes, les évanouissements et les maladies des femmes, trouvent dans ce Baume un sûr moyen de guérison ; si le système a reçu des fortes atteintes, et se trouve affaibli par imprudence ou par avoir été négligé dans la jeunesse, si le malade commence à s'affaisser sous le poids des ans, ou qu'il soit exténué par un long séjour dans les climats chauds ou froids, ce Baume lui procure dès les premiers jours les preuves les plus certaines du retour de ses forces et donne de la vigueur à son système musculaire ainsi qu'aux organes de la digestion.

Tous les cas de faiblesse générale ou locale, ainsi que l'irritation des nerfs, la consomption, l'indigestion la plus dangereuse, la monomanie, l'abattement d'esprit, l'extinction partielle ou complète des facultés productives, et la non-rétention de l'urine, sont guéris radicalement et sans retour par le BAUME CORDIAL DE SYRIAQUE ; le malade retrouve sa santé perdue et les fonctions de la virilité.

—

Dans une des nouvelles de Kotzebue, on lit ce qui suit : « La nature dans l'union des deux sexes, ayant en vue la propagation de l'espèce pour but principal, ne manque jamais, toutefois que l'occasion se présente, de les pousser à l'accomplissement de cet objet. » Quoiqu'il en soit, toujours est-il que Dieu ordonna à l'homme et à la femme après leur chute, de multiplier et de peupler la terre ; et les moyens propres pour la réalisation de ce but leur ont été donnés avant même qu'ils en eussent reçu le commandement. Mais le Tout-Puissant ne s'arrêta pas là : sachant que pour pousser les hommes à l'obéissance, même envers leur Créateur, il leur fallait quelque chose de plus qu'un simple ordre, voulant pour ainsi dire, forcer les hommes à l'obéissance, il y joignit le plaisir, les contraignant de cette manière à se soumettre à sa divine volonté.

La peine qu'encourent ceux qui désobéissent à cet ordre, est la perte du sentiment de plaisir, peine si forte qu'il y a bien peu de personnes qui voudraient s'y soumettre. La nature a mis en nous une disposition puissante pour accomplir ce devoir : et le cœur humain se révolte contre ceux qui dénaturent cette obligation morale imposée par le Créateur, et qui renoncent ainsi à la portion la plus considérable des joies de la vie.

La stérilité comptait dans les anciens temps parmi les fléaux dont Dieu punissait les tribus, les familles et les individus ; et quoique dans notre société moderne cette punition puisse être considérée comme un fait religieux, on pourrait cependant prouver que c'est une punition réelle, par les mécontentements, les souffrances morales et les discordes qui l'accompagnent dans le mariage. Il n'y a rien qui puisse tant nous consoler de notre courte et pénible existence que l'idée de perpétuer notre profession, notre nom et de quelque sorte, nos propres traits. Il nous semble presque de triompher de l'oubli même, lorsque nous avons acquis la certitude que, même quand nos corps seront réduits en poussière, et que nous aurons cessé d'exister, nous survivrons dans des êtres qui ont reçus leur vie de nous. Plus nous approchons de la tombe, plus nous sentons le besoin de cette continuation d'existence. Notre esprit, en nous faisant apercevoir notre fin prochaine, aime à s'unir plus étroitement à ceux qui doivent nous survivre et occuper la place que nous allons quitter dans ce monde. Le châtiment le plus terrible de la stérilité se fait sentir lorsque le pauvre mortel arrivé à la fin de sa carrière, s'aperçoit qu'il ne laisse point d'enfants qui eussent pu transmettre son nom à la postérité.

Dans le ménage, la femme compte avoir des enfants qui puissent la consoler pendant les absences de son mari. Leur présence lui sert de soulagement dans la solitude, lorsqu'ils sont avancés en âge, ils peuvent quelquefois remplacer le mari même, et si les liens du mariage venaient à se briser par la mort, devenir la consolation et le soutien de sa vieillesse. Les regrets et le chagrin de se voir privé d'enfants, augmentent en proportion des espérances que la femme s'était formées le jour de son mariage. Un remède à une telle déception, elle ne pourra le trouver que dans les ressources de son esprit, qui dépendront en grande partie de son éducation et des exemples qui se seront présentés à ses yeux pendant sa jeunesse.

Les causes de la stérilité chez les femmes sont très-variées. Cependant une des causes les plus fréquentes consiste dans ce qu'on appelle *leucorrhea*, ou fleurs blanches. La stérilité provient aussi souvent de la rétention, de l'irrégularité ou de la profusion des menstrues, ce qui peut causer d'autres maladies connues sous le nom de *chlorosis* ou pâles couleurs, *amenorrhœa*, ou menstrues arrêtées, *dysmenorrhœa* on menstrues douloureuses et *menorrhagia* ou menstrues trop abondantes. La stérilité peut aussi provenir d'une froideur de tempérament naturelle, ainsi que de l'aversion, de la réserve ou de l'indifférence pour les plaisirs sexuels ; bref des sentiments de la femme pour l'homme contraires à ceux que l'homme éprouve pour la femme.

Que de malheurs domestiques ne provient-il d'une telle indifférence ! Que de scènes, de discussions, de chagrins, de remords ne voyons-nous pas s'en suivre ? Et si une telle indifférence est encore accompagnée de la stérilité dans la femme, elle amène les reproches les plus amères, et le dégout même, elle convertit l'amour en haine, elle fait de la couche nuptiale un lit d'épines au lieu que de roses, et nous fait envisager le mariage comme une adversité plutôt que comme un bonheur.

Nous savons que des médecins d'une haute capacité ont considéré cette maladie comme incurable. Mais nous vivons dans la ferme conviction qu'il y a un remède, et que la guérison est possible dans tous les cas de cette maladie, même là où elle semble s'être emparée à jamais de la femme. Le traitement que nous faisons suivre dans ce cas, ne consiste pas dans l'emploi des *stimulans* passagers qui ne font qu'affaiblir la constitution et causent souvent la mort ; il ne consiste pas non plus dans l'application de remèdes qui, en changeant les symptômes et la nature de la maladie, peuvent faire naître des espérances, mais jamais les réaliser ; le seul moyen possible de guérison nous l'avons trouvé et nous l'offrons dans le Baume cordial de Syriaque, qui par ses qualités amolliantes, toniques et prolifiques, réchauffe et purifie le sang et les sucs, fortifie et fait revivre tout le système animal, et fait complètement disparaître les empêchements de la fertilité.

La nature a livré les femmes à des maladies dont l'autre sexe est exempt, et quelques soins que la femme y mette, elle ne pourra jamais entièrement échappper à leur pernicieuse influence. Il y a des maladies qui dépendent du caractère même et de la conformation des organes de la femme, et auxquelles nulle femme peut échapper. Nous voulons parler d'une des périodes de la vie les plus importantes chez la femme, c'est-à-dire de la période où les menstrues, par leur disparition graduelle, font voir à la femme, qu'un grand changement a eu lieu dans sa constitution. La cessation des règles arrive à l'âge de quarante à quarante-cinq ans, et quelquefois même plus tard.

Les maladies qui se présentent ordinairement à cette époque, sont nombreuses et souvent terribles, et nous engageons les femmes qui subissent ce changement, à réfléchir sérieusement à leur position. Il ne faut pas croire que cette époque de la vie puisse être négligée, parcequ'il y a eu beaucoup de femmes qui l'ont traversée sans inconvénients et sans difficultés ; car, quoique l'usage du Baume cordial de Syriaque soit un remède infaillible contre tous les maux qui tourmentent ordinairement les femmes à cette période de la vie, cependant nous tenons à faire observer que le nombre de femmes qui succombent à l'époque de cessation des menstrues est plus forte qu'à toute autre période de la vie.

Au moment où ce changement a lieu, la constitution demande des soins particuliers, car les vaisseaux menstruels ne perdent que graduellement leur pouvoir de sécrétion, et les menstrues commencent par devenir d'abord irrégulières, et sont accompagnées de souffrances intérieures, quelquefois d'un élargissement du ventre ce qui a été souvent pris pour de la grossesse, et de plusieurs autres maux dont souvent la femme souffre plutôt que d'avouer la vérité, ce qui amène souvent l'hydropisie, partage ordinaire de celles qui aiment à cacher leur infirmité. D'autres sont atteintes des symptômes connus du *plethora*, de la chaleur, rougeur, de nuits d'insomnies, de mauvais rêves et de l'égarement d'esprit ; d'autres souffrent d'affections spasmodiques, d'engourdissement des membres, du gonflement des chevilles, d'hémorroïdes. Quand les menstrues sont sur le point de disparaître, elles deviennent irrégulières dans l'*époque* de leur apparition, ainsi que dans la *quantité* et la *qualité* ; elles sont quelquefois abondantes et quelquefois défectueuses. Les femmes ne doivent pas être indifférentes à l'influence que cette sécrétion a sur leur corps, et nous leur conseillons, sitôt que les symptômes d'un dérangement dans la constitution se font sentir, de recourrir au Baume cordial de Syriaque, qui devra être pris d'après les indications générales que nous avons données.

Pour ceux de nos lecteurs qui pensent que la description que nous avons donnée, des terribles conséquences de la masturbation, a été exagérée par nous, nous nous faisons un devoir de citer ici des passages de la sainte Écriture, qui vaudront à corroborer les sentiments que nous avons exprimés. La validité d'une telle autorité est incontestable, en ce que sa vérité est au-dessus de toute accusation et sa pureté au-dessus de tout soupçon. L'objet que nous nous sommes proposé en publiant cet ouvrage est, nous aimons à le croire, bon, et nous ne négligerons aucun moyen légitime pour en augmenter la valeur et le recommander à la jeunesse et aux adultes.

Saint Paul, dans son *Épître aux Éphésiens*, ch. V, v. 6, dit : « Que personne ne vous séduise par de vains discours, car c'est à cause de ces choses-là que la colère de Dieu vient sur les enfants rebelles. » « Conserve-toi pur toi-même, » dit le même apôtre;—I. Tim., chap. V, v. 22.—Et ailleurs : « Dans celui qui est pur, toutes les choses sont pures ; mais dans ceux qui sont souillés, rien n'est pur : même leur esprit et leur conscience sont impurs. » Saint Paul, dans la *première Épître aux Thessaloniciens*, ch. IV, v. 3, 4, 5 et 7, dit : « Et c'est ici la volonté de Dieu, *savoir*, votre sanctification, et que vous vous absteniez de la fornication. En sorte que chacun de vous sache posséder son corps dans la sainteté et dans l'honnêteté, sans jamais *vous livrer* à des passions infâmes, comme font les Gentils qui ne connaissent point Dieu ; car Dieu ne nous a point appelés à la souillure, mais *il nous appelle* à la sainteté. » *Épître aux Romains*, chap. XIII, v. 13. « Marchons honnêtement comme de jour, et non dans la luxure et dans les impudicités. Voici donc ce que je *vous* dis et je *vous* déclare de la part du Seigneur, c'est de ne vivre plus comme le reste des Gentils qui, ayant perdu tout sentiment, se sont abandonnés à la dissolution, pour commettre toute sorte d'impuretés, avec une ardeur insatiable. » *Épître aux Éphésiens*, chap. IV, v. 17, 19. « Ne savez-vous pas que vous êtes le temple de Dieu, et que l'esprit de Dieu habite en vous? » *I Ép. aux Corinthiens,* chap. III, v. 16. Et dans le même, chap. III, v. 17: « Si quelqu'un détruit le temple de Dieu. Dieu le détruira ; car le temple de Dieu est saint, et vous êtes ce *temple.* »

Mais quand même la Bible ne nous dirait pas que toute sorte d'impuretés est une injure que nous faisons à Dieu, si nous réfléchissions à l'objet pour lequel le mariage a été institué dans tous les pays et dans toutes les sociétés, et à la manière par laquelle Dieu nous a commandé de propager l'espèce humaine, la religion naturelle et notre raison même devraient nous dire que toute action contraire à cet objet doit offenser Dieu ; que ce crime en lui-même est monstrueux et contre nature ; que ses conséquences sont terribles, qu'il détruit toute affection conjugale, s'oppose aux penchants naturels et tend à éteindre l'espoir de postérité.

Dans les pages précédentes nous avons démontré que le mal résultant dans les deux sexes de la masturbation est en même temps physique et moral ; car ceux qui ont une fois commis cet acte ont offensé Dieu de la manière la plus odieuse, et quoique des hommes possédant une forte constitution aient pu pendant un certain temps exercer cette infâme pratique sans ressentir de funestes effets, il faudra cependant toujours redresser les atteintes morales portées à leur âme. Tout chrétien sait qu'il n'a point de pardon à espérer ni pour ce péché, ni pour les autres, sans un repentir sincère ; mais bien d'entre eux se trompent en ce qu'ils ignorent en quoi ce repentir consiste : c'est pour cela que nous nous empressons de dire quelques mots sur l'importance de ce devoir, ainsi que sur la manière dont il doit être rempli.

Ceux qui ont ce vice à se reprocher ne devraient jamais cesser de s'en repentir. Ce sont ces péchés que l'on ne devrait jamais oublier, afin de pouvoir dire avec le prophète David : « Mes péchés sont toujours devant moi. » Ni un long espace de temps écoulé depuis que ce péché a été commis, ni un retour sur soi-même ne peuvent effacer les sentiments désagréables que produit une telle faute ; elle laisse dans l'esprit des traces que rien ne saurait effacer. La pensée même que son péché lui a été pardonné, lui en rend le souvenir encore plus amer, et plus on corrige sa vie, plus on s'aperçoit de l'énormité de ce vice. Les preuves qu'on acquiert journellement de la bonté de Dieu rendent la position du pécheur encore plus terrible par les reproches dont il accable sa conscience, et plus il espère de se sauver par l'infinie bonté de Dieu, plus il craint d'encourir le châtiment éternel.

Une autre condition pour rendre le repentir efficace est la conversion : il faut que le pécheur abandonne le péché pour toujours. Lorsque Notre-Sauveur pardonna à la femme adultère, il lui dit : « Va-t-en et cesse de pécher. » Il faut donc y renoncer entièrement, car ceux qui demeurent dans le péché n'ont pas eu un vrai repentir ; ceux qui persévèrent dans le péché aggravent en même temps et le péché et le châtiment qui les attend.

Avant de terminer, nous croyons devoir remarquer que ceux qui, dans leur jeunesse, se sont livrés à la masturbation, ressentent souvent longtemps après avoir abandonné cette pratique, les pernicieux effets qui en dérivent, tels que des décharges involontaires, des douleurs dans le dos et dans les membres, et plusieurs autres maux dont l'expert médecin ne manquera pas de découvrir la cause. A ces personnes nous ne saurions trop recommander le BAUME CORDIAL DE SYRIAQUE, qui leur garantit une guérison prompte et radicale.

Il est inutile de rappeler que le bon ou mauvais succès de ce traitement dépendra toujours du plus ou moins d'attention qu'on aura fait aux principes et aux règles contenus dans ce livre.

Instructions générales

Pour ceux qui souffrent de débilité des organes génitaux, de faiblesse séminale, d'impuissance, d'émissions nocturnes et d'abattement des forces.

RÈGLES SIMPLES ET AVIS AUX MALADES.

Le premier pas à faire dans la voie de guérison est d'abandonner entièrement les mauvaises habitudes qui ont engendré la maladie, ce qui pourrait sembler difficile, l'esprit même en étant souvent tellement corrompu, qu'il lui devient presque impossible de s'arrêter à une autre idée. Cependant, avec un sincère repentir et avec une ferme volonté de désister du vice avant qu'il ne soit trop tard, il est certain qu'on pourra subjuguer toute irritation et tout penchant, pourvu que l'on fasse attention aux règles suivantes.

Quoique l'efficacité du BAUME CORDIAL DE SYRIAQUE soit telle que, dans la plupart des cas, on n'ait besoin d'aucune assistance, il faudra cependant faire attention à l'air, à l'exercice, au sommeil et au régime de vie à suivre. Quelques mots d'explication suffiront.

Partout où le malade se trouve, il ne devra point négliger l'exercice corporel; modéré d'abord, il pourra l'augmenter graduellement, ayant toujours soin d'en désister lorsqu'une grande fatigue se fait sentir. De tous les exercices, celui qui est le plus profitable à la santé, est la promenade. Un exercice trop violent ou trop long affaiblit la force des muscles, à cause de la dissipation du fluide subtil et vivifiant qui s'ensuit. Il est certain que les excès, de quelque sorte qu'ils soient, sont toujours dangereux.

Un sommeil régulier exerce aussi une grande influence sur la santé, le manque de sommeil ou son interruption étant un des symptômes les plus funestes de cette maladie. Pour que le sommeil soit profitable, il doit être profond et pas trop long; le meilleur moyen de se le procurer est de se coucher sur un lit ou un matelas durs, de se lever de bonne heure, de faire un exercice convenable, de prendre un bon repas pendant le jour et un léger souper le soir. Le malade devrait faire une grande attention à la quantité et qualité de sa nourriture; il devrait plutôt manger peu et souvent que de surcharger son estomac avec beaucoup de mets à la fois: cette règle est la plus importante, un appétit surnaturel étant un fréquent symptôme dans cette maladie et dans beaucoup d'autres. Il ne faudrait prendre de la viande qu'une fois par jour; des soupers chauds et lourds sont toujours contraires à la santé, ils dérangent non-seulement les fonctions de l'estomac, qui dans cette maladie est excessivement faible, mais ils contribuent aussi à augmenter cette irritation qui rend le sommeil interrompu et par conséquent inefficace.

Les racines, telles que les pommes de terre, les panais, les carottes, etc., donnent une bonne nourriture. En dînant et en soupant, on peut boire de l'eau rougie ou de la bonne bière. Les liqueurs spiritueuses, de quelque sorte qu'elles soient, sont toujours pernicieuses; on pourrait se permettre un peu de Bordeaux ou de Porto, surtout pendant ou après le dîner.

Pour la faiblesse, le manque de force naturelle et le relâchement des vaisseaux causé par l'excès des plaisirs sexuels, le BAUME CORDIAL DE SYRIAQUE et les PILULES SPÉCIFIQUES ET DÉPURATIVES constituent un remède sûr et précieux. A ces remèdes il faudrait joindre l'habitude d'éponger son corps avec de l'eau froide chaque matin en se levant, ce qui ne peut manquer de produire les plus heureux résultats; mais cela demande à être fait rapidement, ayant toujours soin de s'essuyer avec une serviette de toile grossière. L'effet principal de cette opération consiste en ce qu'elle fortifie la peau et la préserve de l'influence maligne du froid et des changements de température; par conséquent, ceux qui ont pris l'habitude de fortifier de cette manière leur peau, seront bien moins susceptibles à l'influence des chambres chauffées, et au passage d'une chambre chaude à l'air frais. Cela produit aussi un excellent effet sur la peau elle-même, qui dans les nombreuses maladies provenant de l'onanisme ou de ses causes devient sèche et raboteuse, les pores de la peau, ainsi que les autres organes excréteurs du corps, se trouvant dans un état maladif et dénaturé.

Les bains froids se recommandent d'eux-mêmes dans beaucoup de cas, et ils sont surtout efficaces aux habitants des grandes villes, qui trouvent plus d'occasions à se livrer aux plaisirs de la chair, ou qui mènent une vie sédentaire. Dans de telles personnes, l'action des solides est toujours trop faible, ce qui produit une circulation languissante, une masse d'humeurs indigestes, et une obstruction dans les vaisseaux capillaires et dans le système glanduleux. L'eau froide, par sa gravité, de même que par sa force tonique, est propre à prévenir ou à enlever ces symptômes; elle accélère le mouvement du sang, stimule les différentes sécrétions et donne une vigueur permanente aux solides. On obtient toujours ces effets par les bains de mer, et on devrait toujours préférer l'eau salée, non-seulement par rapport à sa gravité supérieure, mais aussi à cause de son plus grand pouvoir de stimuler la peau, ce qui rend la transpiration plus forte et protége le malade contre les refroidissements. Les bains chauds, à leur tour, rendent parfois de grands services en diminuant la tendance à la congestion et aux spasmes. Des cas peuvent se présenter où l'eau du bain doit être tiède, et quelquefois même tout à fait froide, afin qu'elle puisse agir comme un tonique ou un détersif sur la peau et les autres parties. Le bain chaud ordinaire serait dangereux en ce qu'il porte le sang au cerveau et peut causer la congestion de cet organe, qui se trouve déjà dans un état d'irritation.

L'usage du Baume cordial de Syriaque, et l'habitude de laver tous les matins le corps avec une éponge, sont deux moyens de guérison indiqués par la nature même; ils produisent tous les deux le même effet, et, lorsqu'ils sont employés simultanément, guérissent des maladies que tout autre remède n'aurait fait qu'augmenter. Étant fortifiants, sédatifs et fébrifuges, ils réintègrent les forces perdues et diminuent la chaleur nerveuse et fiévreuse : ils calment les mouvements irréguliers produits par la disposition spasmodique du système nerveux ; ils fortifient l'estomac affaibli et en dissipent les douleurs ; ils ramènent l'appétit, facilitent la digestion et toutes les autres fonctions, surtout la transpiration. Bref, ils guérissent toute sorte d'indispositions causées par la faiblesse, pourvu que le malade ne soit pas atteint d'obstructions indissolubles, d'inflammations, ou d'abcès cancereux à l'intérieur, maladies qui nécessairement rendraient l'emploi de ces remèdes inutile.

Nous prions les malades d'être aussi minutieux et exacts que possible dans les détails, tels que la durée de leur maladie, ses symptômes, leur âge, leurs habitudes, leurs occupations et leur position dans la société. Leur lettre doit être chargée de la somme de 25 francs, prix de consultation, ou d'un bon sur la poste, faute de quoi leur lettre resterait sans réponse. En envoyant 125 francs *pour une caisse*, on a droit à une consultation gratuite. On garantit le secret le plus inviolable.

MM. Perry et Ce.

peuvent être consultés à leur demeure

BERNERS STREET,

de onze heures à deux heures, et de cinq heures à huit heures.

Les dimanches de onze heures à une heure.

La haute réputation et la consommation énorme des médicaments de MM Perry, ayant engagé des personnes de mauvaise foi à offrir au public des produits falsifiés, MM. Perry ont l'honneur d'informer leurs clients, que tout médicament doit être considéré comme une contrefaçon s'il ne s'y trouve apposé l'étiquette (en encre de couleur) ci-dessous désignée, ainsi que la signature de MM. R. et L. Perry et Cᵉ sur la partie extérieure des flacons du Baume cordial de Syriaque, de l'Essence détersive concentrée, et de la Potion préservative. Leur adresse, leur nom, ainsi que celui de la médecine, sont marqués dans le verre des flacons dont la contrefaçon serait considérée comme frauduleuse.

BAUME · CORDIAL · DE · SYRIACUM
Tous les flacons doivent porter la Signature de
R & L Perry & Cie

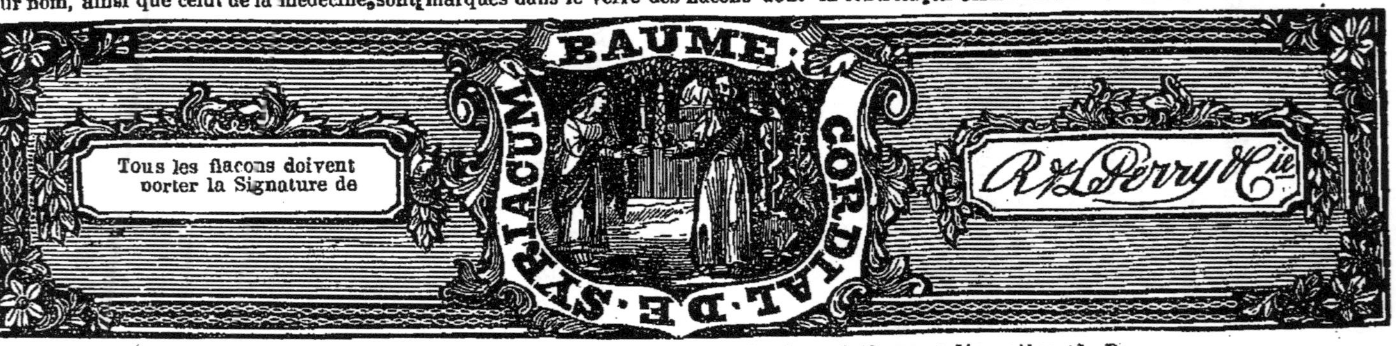

Ce qui suit (en encre noire) se trouve sur chaque boîte des Pilules spécifiques et dépuratives de Perry.

Chaque boîte doit porter la Signature de

R & L Perry & Cie

Instructions générales concernant la manière de se servir du Baume cordial de Syriaque.

Dans tous les cas où le BAUME CORDIAL DE SYRIAQUE est administré, il en faut prendre une cuillerée, une demi heure avant le déjeuner, environ 11 heures ; à cinq heures du soir, et avant de se coucher ; on peut le prendre tout pur ou dans un verre d'eau, jusqu'à ce que la chaleur soit parfaitement rétablie. En cas de débilité nerveuse, faiblesse séminale, impuissance, émissions nocturnes ou manque de force naturelle, il y faudra ajouter les PILULES SPÉCIFIQUES ET DÉPURATIVES DE PERRY, ayant soin d'en prendre toujours deux le soir, et une le matin.

Quant au BAUME CORDIAL DE SYRIAQUE, nous rappelons ici, que ses effets dans les différentes maladies compliquées sont surprenants et sans exemples, en ce qu'il favorise à la fois la reproduction de la semence, guérit radicalement tout désordre dans les organes de la génération des deux sexes, substituant la vigueur à l'impuissance et faisant suivre la fécondité à la stérilité. Nous devons faire comprendre aux malades que la persévérance y est pour beaucoup dans la guérison ; car il arrive parfois que le malade ait pris la moitié de la quantité nécessaire pour une guérison radicale, sans qu'il éprouve le MOINDRE signe d'amélioration.

Il y a des maladies qui sont tellement enracinées dans le corps, qu'il n'est pas possible de les extirper en quelques semaines. Pour encourager les malades à la persévérance, MM. Perry ont adopté le plan d'emballer dans des boîtes TROIS GRANDES BOUTEILLES contenant la quantité de douze flacons à 15 francs pour 125 francs, ce qui produit une économie de 55 francs, sans compter le bénéfice d'une consultation gratuite. Ce bénéfice n'est accordé qu'aux personnes qui prendront une caisse de 125 francs. Nous prions nos clients d'être aussi minutieux que possible dans les détails de leur maladie.

L'envoi des boîtes à 125 francs ne peut être fait que directement par MM. Perry. Le moyen le plus sur de les obtenir est d'envoyer un bon au BUREAU DE POSTE, OXFORD STREET, AFIN D'ÉVITER TOUT DÉLAI.

Les malades qui correspondent avec MM. Perry, devraient conserver toujours la même signature pour éviter tout inconvénient, les correspondances étant rangées *alpha-*

bétiquement, et devant être examinées avant que la médecine soit préparée. Ceci est très-important, des conseils ne pouvant jamais être donnés aux malades sans que les lettres précédentes ne soient *examinées*.

Il y a ici une observation très-importante à faire, savoir que tout médicament public, à moins que ses effets ne soient prompts, bons et efficaces, devra nécessairement tomber bientôt dans l'oubli ; et ce n'est que la conviction la plus forte de sa valeur intrinséque, éprouvée par une longue expérience, qui puisse porter l'inventeur ou le propriétaire d'un médicament, à encourir les frais énormes de la publicité, frais qui, pour MM. Perry et Ce, ne se montent pas à moins de 500,000 francs par an, en dehors de 150,000 francs par an dus au Gouvernemert pour les timbres imposés à leurs médécines, et que des demandes continuelles et grandes peuvent seules défrayer. Ce serait une folie que de vouloir remédier à une semblable entreprise, sans la ferme conviction de la valeur de la médecine, car il n'y aurait aucun profit de faire connaître une médecine si son mérite ne correspondait pas à l'attente des malades.

L'AMI DISCRET.

IIe PARTIE.

TRAITÉ PRATIQUE

Des Maladies vénériennes et syphilitiques dans leurs formes les plus simples et les plus alarmantes.

CONTENANT

la Gonorrhée, l'Ecoulement, la Rétention et les symptômes ordinaires et autres maladies accidentelles,

AINSI QUE DES

OBSERVATIONS TRÈS-IMPORTANTES SUR L'ABUS DU MERCURE.

Observations générales sur les maladies vénériennes.

La nature contagieuse de la maladie dont nous allons nous occuper, et qui, dans les personnes qui en sont atteintes, produit une sécrétion également corrompue et peut se communiquer aux autres, nous présente de tous côtés de nombreuses difficultés dont il faut rechercher la cause dans les formes variées qu'elle emprunte suivant la constitution du patient, la violence du virus. sa durée et plusieurs autres causes souvent occultes. Nons savons que cette maladie provient de l'absorption d'un venin que l'on s'attire généralement pendant le coït avec une personne qui est infectée; maladie, qui, produite de cette manière, peut prendre cette variété de formes qu'elle présente dans des différentes constitutions, et qui, d'après la nature du poison et du corps qui le reçoit, donne naissance à cette variété de symptômes qui dans certaines constitutions sont légers, et dans d'autres malignes. Il existe dans certaines personnes une prédisposition à la contagion, tandisque d'autres possèdent, en quelque sorte, une force de répulsion et sont incapables d'être infectés. Il arrive souvent qu'un homme ait des rapports avec une femme infectée du mal vénérien, sans qu'il en soit atteint; tandisque d'autres, moins heureux que lui, dans de pareilles circonstances, et quelquefois avec la même femme, seront pris du mal; bref, il est un fait incontestable, que chaque cas vénérien est un cas *sui generis*, car dans aucune classe de maladies nous ne rencontrons tant de cas moins ressemblants les uns aux autres, soit par rapport à l'époque où la maladie se développe, soit par rapport aux caractères qu'elle y déploie. Ces diversités paraissent subir l'influence de l'état dans lequel se trouve le système individuel au moment de la contagion. De la connaissance de ces faits semble ressortir la nécessité d'adopter une ligne de conduite prompte et générale au commencement de nos craintes, afin que plus tard nous n'ayons à regretter de ce que l'absence de symptômes plus déclarés nous ait entraîné dans une indifférence qui a souvent conduit à des terribles souffrances et à des ennuis personnels considérables. Nous désirons vivement faire comprendre aux malades que pendant les premiers jours de son apparition, la maladie peut être facilement extirpée.

Cette maladie peut s'introduire dans le système soit de la manière naturelle et en même temps la plus commune, c'est-à-dire par le moyen des vaisseaux absorbants, soit en transplantant une dent d'une personne atteinte du mal vénérien dans la bouche d'une personne saine. Elle a été souvent aussi communiquée par le toucher seulement surtout lorsqu'on approche le doigt de la partie malade et qu'il se trouve avoir une gersure, une piqûre ou autre blessure quelconque. Le poison a été transmis souvent par l'inoculation, ce qui a souvent eu lieu avec la petite vérole. De cette manière cette maladie peut se communiquer à l'enfant qui, à son tour, la donne à sa nourrice. Les sangsues ont aussi quelquefois introduit le mal dans le corps. Dans le premier cas, c'est-à-dire, lorsque le mal a été communiqué immédiatement par le contact d'une femme, le virus doit passer à travers les vaisseaux absorbans dans le sang, tandisque dans l'autre, les vaisseaux absorbans sont moins nécessaires pour faire passer le virus en circulation, quoiqu'ils aient une grande influence dans la transmission de cette maladie. Dans le premier cas, les progrès de la maladie sont comparativement lents, dans le second au contraire, très-rapides. La matière infecte ne peut se communiquer par l'intermédiaire de l'air, mais seulement par celui d'un fluide ; elle ne peut être transmise que par le contact immédiat d'une personne saine avec une malade. Et quoique par les motifs les plus évidents, elle apparaisse ordin[illegible]t sur les parties génitales, particulièrement s[illegible] a surface [illegible]l[illegible]cate du gland de la verge, etc. elle peut néanmoins se manifester sur toute autre partie du corps humain.

Les deux sexes sont également exposés aux maladies vénériennes, mais leurs symptômes dans la femme, à cause de la différente conformation de ses parties, sont rarement si violents que dans l'homme. On a attribué cette circonstance à la simplicité de forme des parties génitales chez la femme, mais nous pensons que cela provient plutôt du fluide soit naturel ou infecté qui, en passant à travers ces parties, les débarrasse de la matière corrompue, et peut-être aussi d'une propreté naturelle plus grande chez la femme que chez l'homme.

En cas d'infection, le mal est transmis au système par les vaisseaux lymphatiques ou absorbans. Ces vaisseaux étant dispersés sur tout le corps, il est évident que le mal peut y entrer partout où il y a contact et à cause de leurs ramifications infinies, il peut s'étendre avec une rapidité extraordinaire dans tout le système.

La plus ou moins grande rapidité d'absorption de ce mal dépend de la conformation des parties en contact, ainsi que des particularités de constitution, santé, etc. et de la personne qui y est exposée. Si par exemple, le virus entre dans le corps et agit en même temps dans une partie quelconque au dessous du prépuce, ou sur la partie extérieure de la peau de la verge, il y aura une distance de plusieurs jours entre l'apparition du mal dans les deux parties ; le virus logé au dessous du prépuce agira avant celui qui se trouve sur la peau extérieure, celui-là étant plus mince, plus délicat et plus vasculaire que l'enveloppe commune.

Comme toute autre maladie contagieuse, le mal vénérien ne présente pas toujours les mêmes dangers, et à certains intervalles son action est presque entièrement éteinte. Il en est de même de toute autre maladie contagieuse.

Lorsque le mal s'est introduit dans le corps par la voie ordinaire, il produit au bout d'un certain temps des petits ulcères appelés chancres ; et plus tard, par l'irritation et l'inflammation des glandes inguinales, lorsqu'en passant par celui-ci il est transmis au système par les absorbans, il produit un bubon dans l'aîne. Nous sommes généralement guidés dans nos opinions relativement à l'existence du mal, par des apparitions externes telles que chancres, bubons ou autres affections des différentes parties, cependant le système peut en être quelquefois affecté sans qu'aucun de ces symptômes se manifeste ; dans ce cas, les glandes de l'aîne sont souvent plus ou moins élargies. Par ce signe nous pouvons presque toujours nous assurer si le malade est ou n'est pas affecté d'une maladie vénérienne, quoiqu'elle puisse souvent se présenter sans que les chancres, l'élargissement de ces glandes ou d'autres signes extérieurs de ce mal se soient produits, quoique plus tard, des pustules sur la peau, des ulcères sur les amygdales etc., nous démontrent son existence dans le système comme une maladie secondaire. Quelquefois, quoique plus rarement, des sensations douloureuses semblables à celles du rhumatisme, se font sentir dans différentes parties du corps, et qui finissent par s'établir dans une de ces parties, telles que l'os du crane ou de la figure, ou dans ce qu'on appelle les longs os, généralement dans l'os de la jambe ou la cheville. Ce sont les symptômes secondaires les plus communs, quoiqu'il y en ait d'autres encore, et qui sont décrits par des médecins qui s'occupent spécialement de cette maladie. Nous ne nous arrêterons pas sur ces détails, notre intention étant de nous occuper seulement des faits les plus communs et les plus importants.

L'ordre dans lequel les symptômes de ce mal apparaissent après que le virus a été absorbé, et avant que son progrès n'ait été arrêté, est : le chancre, le bubon, l'éruption ou les ulcères sur la peau, dans le gosier, l'inflammation des yeux et l'affection des os. Les deux premiers symptômes ne varient pas autant que les autres dans l'ordre de leur apparition, ceux-ci sont bien différents chez les individus quant au temps et à leur perversité.

Quelque faible que soit la première apparition de cette maladie, elle gagne cependant toujours du terrain jusqu'à ce qu'elle ait attaqué toutes les autres parties du corps et infecté tout le système physique et finit par causer souvent la mort, ayant auparavant réduit le corps à une masse infecte et presque en état de putréfaction.

Il n'existe point de maladies dont les effets puissent offrir un spectacle plus affreux que celui causé par les maladies vénériennes. Nous avons eu souvent le malheur de voir des hommes d'un extérieur admirable réduits a une masse de diformité révoltante. La vue s'affaiblit à l'excès, les yeux louchent et sortent considérablement de leurs orbites, le nez est aplati, et les narines sécrètent en grande quantité une matière fétide, les gencives sont affaiblies, les dents pourries, les orbites exfoliées, la haleine est puante, le cou raide, les jointures élargies ou cassées, ou tout à fait raides, et impuissantes à rendre des services, des ulcères de la plus mauvaise sorte apparaissent sur différentes parties du corps, les os sont dans un état pitoyable, la peau couverte de pustules, l'aspect sombre et hagard, et l'esprit dans une décadence complète et irréparable.

A la première apparition de cette maladie dans les

provinces italiennes, les horribles souffrances de l'humanité et les tortures dont elle accablait ses victimes, repoussaient comme la peste, l'approche de la pitié, et faisaient fuir ceux que la nature et l'affection avaient destinés à apporter la consolation et l'assistance. Les lépreux mêmes s'estimaient très-heureux d'échapper à ce fléau encore plus terrible que le leur, et fuyaient les victimes malheureuses de cette maladie comme les morsures des serpents vénimeux. Les pauvres se voyaient contraints de quitter leurs habitations aussitôt que les premiers symptômes se faisaient sentir, et se réfugiaient dans les demeures des brutes, dans les cavernes et les forêts. Les médecins, les amis, les parents mêmes quittaient ces malheureux, les liens de la nature étaient brisés, tout contrat social était anéanti, la peur de cette maladie avaient tellement envahi tous les esprits ! En effet, les lois publiées à cette époque et même plus tard contre ceux qui étaient atteints de ce mal, étaient excessivement sévères. On les condamnait à la mort, s'ils s'approchaient au-delà d'une certaine distance des villes et personne ne voulait leur rendre le moindre service, de sorte qu'ils traînaient l'existence la plus malheureuse pour le peu de temps qu'il leur restait à vivre; ils se voyaient abandonnés de tout le monde jusqu'à ce que la nature devenue impuissante succombait aux ravages du mal, et l'approche de la mort, au lieu d'être craint, était désiré comme un bienfait qui devait les débarrasser pour toujours de leurs souffrances.

Plusieurs écrivains des temps passés nous ont laissé des détails affreux de cette maladie, mais nous n'examinerons point leurs écrits, vu que la nature de ces maux a été parfaitement comprise de ceux qui de nos jours en ont fait leur étude particulière. Il suffira de faire observer, que dans beaucoup de cas, les symptômes s'approchent de ceux de *l'Eléphantiasis*, dans d'autres de ceux de la lèpre, que ce mal ronge très-souvent le septum et les os du nez, mettant ce membre important au niveau de la figure, qui se trouve ainsi défigurée de la manière la plus affreuse, qu'elle ronge les lèvres, détruit quelquefois la luette, perce le palais, en détruisant également les os et les parties molles, et change complètement le son et les autres qualités de la voix. Ces symptômes sont sujets à des variations infinies. Plusieurs d'entre eux, se trouvent en avançant en âge, complètement modifiés et de nouveaux symptômes se développent, qui présentent au médecin de nouvelles difficultés.

Quelque grande que soit notre connaissance de la nature de cette maladie, et quelque parfaite que soit notre manière de traitement, il ne faut cependant pas attacher peu d'importance à cette maladie ou croire qu'elle ne puisse pas avoir des conséquences fâcheuses pour le corps humain. Cette maladie réclame des soins assidus et une attention scrupuleuse dans son commencement et dans ses progrès, et demande à être attaquée avec toutes les forces que la médecine tient à sa disposition, autant que cela peut se faire sans exposer à un danger la constitution entière.

Nos études ont été, pendant les dernières années, consacrées exclusivement aux maladies vénériennes, et de celles qui dérivent d'une condition dérangée ou maladive du système de la génération, soit constitutionnelle, soit acquise. Nous n'entendons pas jeter par là le moindre doute sur l'habilité des autres médecins ; nous voulons dire seulement que comme dans toute sorte d'entreprises importantes le partage du travail fait faire des progrès considérables, il est de même évident que celui qui borne ses études à une seule classe de maladies, doit nécessairement en être mieux instruit, et être plus à même de les guérir, que celui qui s'occupe de toutes les maladies dont la nature humaine est susceptible. Un fait qui parle pour nous et qui servira à corroborer notre assertion, est que tous les grands hommes qui se sont distingués dans l'exercice de leur profession, y ont toujours choisi une branche isolée, dont ils ont fait leur étude particulière. Quelques-uns se sont distingués dans la médecine, d'autres dans la chirurgie ; quelques-uns dans les maladies particulières aux hommes, d'autres dans celles des femmes, et d'autres encore dans les maladies des enfants. Il y en a qui se sont particulièrement voués à l'étude de certains organes du corps humain ; et c'est par cette raison que des médecins excellent dans le traitement des maladies du cerveau, d'autres dans celui des yeux, des oreilles, de l'estomac, des poumons, etc., bref, presque toutes les différentes maladies et les organes du corps, ont, du moins dans les grandes villes, leurs professeurs particuliers. Si ce système de subdivision de travail médical et de l'étude avait été généralement adopté, les maladies ne seraient pas seulement mieux comprises, mais peut-être moins fréquentes. De toutes les maladies il n'y en a point qui exige des études plus directes, plus distinctes et plus suivies que celles qui se rapportent aux organes de la génération; et les médecins qui en font leur spécialité, sont les plus capables à les guérir, — ainsi pouvons-nous dire avec satisfaction, que le résultat de nos études sur ces maladies a toujours couronné nos efforts, et nous offrons au public nos connaissances et l'expérience d'une pratique longue et étendue.

Nous allons entrer dans les détails des diverses formes de cette maladie, pour en rendre le sujet clair et intelligible à tous les dégrés de la capacité humaine.

Gonorrhée ou Chaude-pisse.

La gonorrhée est une inflammation de la membrane muqueuse de l'urètre, ou du canal urinaire, produite par le contact d'une matière infecte pendant la communication sexuelle. Ses symptômes consistent dans l'évacuation d'une matière muqueuse-purulente de l'orifice de l'urètre, accompagnée d'une sensation de chaleur ardente au moment de l'émission de l'urine, chaleur plus ou moins forte suivant la force du mal. La décharge muqueuse-purulente qui s'échappe abondamment du canal, possède des qualités contagieuses, ce qui signifie qu'elle peut communiquer pendant l'acte sexuel une maladie semblable, à la personne qui auparavant n'en était pas infectée. Cette maladie ne peut cependant pas se communiquer simplement par l'inoculation. Son action dans les membranes muqueuses en état de santé est causée par les qualités stimulantes qui lui sont propres. Ce sont les premiers symptômes et les plus ordinaires, auxquels la maladie s'arrête parfois ; mais il y a des cas très-fréquents, où elle fait des progrès énormes. La décharge muqueuse devient alors plus abondante, la sensation de chaleur qui accompagne l'émission de l'urine, devient plus douloureuse, la verge est tourmentée par des érections involontaires, fréquentes et douloureuses surtout la nuit, et se courbe, produisant ainsi une tension douloureuse, connue sous le nom de CHAUDE-PISSE CORDÉE.

Les glandes absorbantes dans l'aîne sympathisent avec les dérangements des parties qui les avoisinent, et sont légèrement enflammées ; mais, par bonheur, elles se trouvent rarement dans l'état de suppuration. Les grosseurs produites par la Gonorrhée, prennent le nom de BUBONS SYMPATHIQUES.

Dans certains cas, il se déclare une inflammation du prépuce, soit que le gland se trouve couvert ou découvert. Dans le premier cas, on aura ce que les médecins appelent une PHYMOSIS, et dans le second cas, une PARAPHYMOSIS.

En cas de négligence ou d'une suppression soudaine de cette décharge purulente, il se produira une inflammation d'un des deux testicules accompagnée d'une forte douleur et d'enflure, et appelée GONFLEMENT DES TESTICULES. L'inflammation, dans ce cas, s'étend le long du canal de l'urètre jusqu'à la partie prostatique où elle s'empare du caput gallinaginis, s'étendant sur tout le canal commun et le *vas déférens* jusqu'à l'épididyme, le siège ordinaire de l'inflammation avant que les testicules mêmes en soient atteints.

Lorsque l'inflammation du canal est grande, il arrive quelquefois qu'au moment de l'émission d'urine, par la rupture de quelques petits vaisseaux sanguins dans l'urètre, il s'échappe une quantité de sang; mais cette circonstance est plutôt favorable que pernicieuse.

La maladie s'étend quelquefois à la vessie, ce qui met cet organe dans un état d'irritation excessive; on ressent un désir continuel d'uriner, et l'on voit parfois apparaître des ulcères, ce qui occasionne une décharge abondante d'une matière muqueuse purulente qui mêlée avec l'urine donne à celle-ci l'apparence du petit-lait.

Si la gonorrhée apparaît souvent (ce qui peut arriver aux personnes qui l'ont eue une fois), ou si elle a été imparfaitement guérie, comme par l'usage imprudent d'injections astringentes dans l'état d'inflammation, ou par une vie déreglée, il s'ensuit le resserrement — le mal le plus terrible et le plus douloureux auquel l'urètre puisse être assujettie, produisant toujours de la difficulté dans l'émission de l'urine, et très-souvent une retention totale; quelquefois, mais rarement, la suppression peut provenir d'une incapacité de vider le contenu de la vessie. Celle-ci devient souvent très-étendue, et perd par la suite le pouvoir d'émettre l'urine, devenant ainsi la proie d'une espèce de paralysie à cause de sa trop grande distension. Dans plusieurs cas, la Gonorrhée a produit une expulsion de l'urine dans le corps, exposant de telle manière à une inflammation dangereuse les parties assujetties à cette irritation.

Lorsque ces symptômes d'inflammation ont été subjugués, et que tout espèce de symtptômes pernicieux ent été enlevés, il y reste quelquefois une décharge qui s'écoule de l'urètre et qui est d'une couleur jaune-pâle, verdâtre ou blanchâtre, sans douleur ni chaleur, et pouvant durer longtemps, quelquefois des mois et même des années. Cette espèce de décharge est appelée ÉCOULEMENT. Elle constitue aussi un symptôme très-fréquent de resserrement.

Parmi les conséquences secondaires de la gonorrhée, nous mentionnerons les verrues. Elles poussent en grande quantité autour du gland et du prépuce. Chez quelques uns elles augmentent en nombre, proviennent en grande partie du défaut de propreté et se trouvent par conséquent partout où celle-ci est négligée.

Une autre conséquence de la gonorrhée, est l'EXCORIATION, qui est une érruption de petites vésicules autour de la couronne du gland, et entre celui-ci et le prépuce sur la double enveloppe de la peau qui les met en rapport l'un avec l'autre. Ces vésicules, en s'ouvrant, laissent la membrane rouge et excoriée, circonstance qui donne le nom à la maladie. Elles peuvent provenir aussi d'une autre irritation, aussi bien que de la gonorrhée. Dans cet état, la membrane du gland et du prépuce, lache une matière purulente ou muqueuse-purulente, et dans certains cas où cette peau est fortement contractée devant le gland, elle prend l'apparence d'une chaude-pisse accompagnée de symptômes très-dangereux.

Nous pourrions compléter le pénible catalogue des symptômes qui précède; car cette terrible maladie emprunte souvent l'apparence d'autres affections et l'on peut souffrir de longues années des effets du mal vénérien, tout en les attribuant à la goutte, ou aux affections bilieuses, aux rhumatismes, à la paralysie, aux convulsions, à l'asthme, aux écrouelles, à la lépre, etc., toutes maladies qui peuvent provenir du mal vénérien ou y avoir des rapports ; car il n'y a à peu près aucune autre affection qui se montre sous autant de faces ou qui offre autant de symptômes. Si les remèdes convenables ne sont pas employés à temps, les fonctions vitales ainsi que celles naturelles se détériorent, le corps s'épuise et devient incapable d'agir, et la malheureuse victime attend avec impatience la mort qui seule peut mettre un terme à ses souffrances.

Cette maladie a souvent été considérée comme l'un des phénomènes les plus surprenans dans l'histoire de la médecine, soit que l'on envisage le caractère invétéré de ses symptômes ou la manière dont elle naît et dont elle se propage. Ses suites s'écartent de la route ordinaire des affections corporelles ; elles couvrent le corps des signes hideux de sa nature impitoyable et imprégnent le courant de la vie d'un poison mortel. Elles deviennent une source de discussions parmi les familles; elles détruisent l'harmonie domestique et frappent au cœur les rapports sociaux.

Nous allons donner maintenant une description brève des différentes espèces de ces maladies, suivant l'ordre dans lequel elles font leur apparence, et du traitement général qu'elles doivent subir ; et nous répétons que, dans cet aperçu, nous nous sommes bornés plutôt aux importants symptômes qui font le plus ordinairement leur apparence, qu'à ceux qui naissent quelquefois et par occasion.

Traitement de la Gonorrhée ou Chaude-pisse.

Dans les cas de gonorrhée, de chaude-pisse, d'écoulements, de rétrécissements, de fleurs blanches, d'émissions de l'urètre, d'irritation des reins, de la vessie, de l'urètre et de la glande prostrate, les PILULES SPÉCIFIQUES ET DÉPURATIVES DE MM. R. ET L. PERRY se sont montrées le remède le plus sûr, le plus prompt et le plus efficace.

Comme ces affections sont quelquefois violentes et qu'elles sont accompagnées de divers symptômes, tels que BUBONS, ULCÈRES, INFLAMMATIONS, etc., il est nécessaire que le patient soit familiarisé avec la nature de son mal, qui quelquefois ne demande qu'un léger traitement extérieur, et pour lequel le pharmacien le plus voisin pourra faire tout ce qui est nécessaire. On en verra les détails dans les INSTRUCTIONS GÉNÉRALES suivantes.

Gonorrhée ou Chaude-pisse.

Une chaude-pisse virulente est une émission continuelle et involontaire de mucosité corrompue provenant des glandes à la naissance de l'urètre chez l'homme, ou de la partie supérieure du vagin chez la femme : elle naît des rapports avec une personne atteinte du mal vénérien. La quantité de l'écoulement est proportionnelle au degré d'inflammation qui existe, et sa qualité à la malignité de la matière corrompue absorbée dans le coït. Le premier symptôme de cette affection est un malaise général autour des parties génitales, accompagné d'une démangeaison à l'extrémité de la verge ; puis commence à paraître une légère matière blanchâtre à l'orifice de l'urètre, un léger gonflement et quelquefois une rougeur du gland et un peu d'âcreté éprouvée dans l'évacuation de l'urine. L'écoulement augmente bientôt ; l'inflammation à l'orifice de l'urètre devient plus palpable et s'étend plus loin dans le canal ; les parties commencent à brûler, et l'évacuation de l'urine est accompagnée d'une chaleur cuisante très-pénible pour les parties affectées ; il se produit aussi un gonflement des *lucunæ* ou bouches des glandes internes de l'urètre, ainsi qu'une raideur douloureuse lors de l'érection de la verge. Celles-ci se durcissent quelquefois et deviennent le siége d'ulcères, et l'on peut les sentir extérieurement au toucher le long du passage. L'écoulement devient plus abondant et plus clair ; il perd de son adhérence et prend une couleur jaunâtre ou plutôt verdâtre. L'orifice de la verge s'enflamme davantage, le passage de l'urine est accompagné d'une douleur poignante occasionnée par l'état d'irritation de l'urètre, ainsi que de symptômes généraux d'inflammation d'une nature à empêcher l'extension de la verge lors de l'érection, la courbant même de la façon la plus douloureuse, surtout si celle-ci est en érection près du ventre. Cet état de souffrance est beaucoup augmenté par l'influence de ce stimulant inséparable qui occasionne de fréquentes érections du membre malade, surtout lorsqu'il y est aidé par la chaleur du lit ; et à cause de la douleur intolérable que ressent le malade, il lui est impossible de trouver le sommeil, ou bien son repos est troublé à chaque instant ; à ce malaise viennent s'ajouter souvent des émissions involontaires de semence.

Tel est l'aspect ordinaire d'une gonorrhée virulente, mais tous les symptômes de cette atroce affection sont d'une nature compliquée et très-variée : ils embrassent, dans leurs conséquences, tant de maladies douloureuses, que nous ne les envisageons jamais comme de simples effets locaux, quelque légère qu'en soit l'apparence ; mais nous craignons toujours qu'ils ne prennent un caractère plus général ; car, par une tendance déplorable à laquelle il n'y a pas de limites, les atteintes les plus légères de ces affections, par leur énergie prolifique, deviennent une mine féconde de mille symptômes divers qui épuisent pendant un temps indéfini leur malheureuse victime : conséquemment, nous recommandons fortement, dans tous les cas, d'avoir immédiatement recours à notre traitement, afin que les remèdes puissent être employés efficacement dès le début. Dans ces sortes de maladies, de grandes évacuations, de quelque nature qu'elles soient, doivent être soigneusement évitées, car nous avons toujours vu que là où elles ont été employées, elles ont été nuisibles par l'irritation de l'estomac et des entrailles qu'elles occasionnaient, rendant ainsi le système incapable de garder les remèdes indispensables.

Le mal fait ordinairement son apparence quatre ou huit jours après les rapports sexuels ; quoique en ceci il n'y ait pas de règle générale, car les symptômes paraissent chez quelques-uns au bout de vingt-quatre heures, et chez d'autres, quoique très-rarement, au bout de quelques semaines.

L'écoulement, dans les cas de gonorrhée, provient de la

membrane qui garnit l'intérieur de l'urètre et des *lucunæ*, que l'on rencontre en si grande quantité dans le canal. Chez quelques individus, l'écoulement est facile et produit une légère douleur, tandis que chez d'autres il est abondant, et la douleur et la contraction sont très-fortes. Ces diverses circonstances ne semblent pas influer, d'une manière bien remarquable, sur la durée de la chaude-pisse. Dans quelques cas, l'écoulement disparaîtra facilement au bout de deux ou trois jours, et dans d'autres, malgré l'usage de nos médicaments, il durera pendant plusieurs semaines. Dans les cas aussi où l'écoulement est très-abondant, nous trouvons la même incertitude sur sa guérison, ainsi l'on ne doit point perdre de temps à se faire traiter.

Quand l'inflammation est très-forte, les glandes qui se trouvent immédiatement au-dessous de la membrane de l'urètre, deviennent quelquefois incapables de sécrétion, de sorte que l'écoulement paraît être arrêté. Dans l'inflammation violente de la membrane muqueuse du nez ou de la trachée, nous retrouvons les mêmes phénomènes, et le premier signe que l'action inflammatoire commence à diminuer est le retour de l'écoulement qui avait été supprimé.

On s'est aperçu que plus la douleur et l'écoulement de la chaude-pisse durent, plus le mal est avancé dans l'urètre jusqu'à ce qu'il atteigne la partie prostatique du canal, le *caput gallinaginis* et même la vessie dont la membrane muqueuse peut aussi subir l'action inflammatoire. Afin de s'assurer du progrès que le mal fait dans l'urètre, on doit en presser les diverses parties le long de la face inférieure de la verge, et remarquer si, sous cette pression, l'écoulement augmente à l'orifice.

La suppuration et les ulcères proviennent de négligence dans les premières périodes du mal, ou d'un traitement mal entendu, et ils engendrent diverses autres affections génitales dont nous parlerons ci-après. Quelques médecins éminents prétendent que la négligence et un traitement erroné font dégénérer la gonorrhée en syphilis, et que lorsqu'on permet aux premiers symptômes de continuer ou que l'affection est très-virulente, des chancres se forment sur le gland ou sur le prépuce; la mucosité augmente et coule en abondance, tachant le linge en jaune ou en vert.

La durée de la gonorrhée dépend beaucoup de la constitution du patient et du régime qu'il suit, mais encore plus du traitement auquel il est soumis. Nous avons vu des cas nombreux de personnes qui après avoir souffert pendant trois ou quatre mois de cette maladie, en ont été ntièrement délivrées au bout de quinze jours après avoir pris les PILLULES SPÉCIFIQUES ET DÉPURATIVES ET LE BAUME CORDIAL DE SYRIAQUE. Ce laps de temps suffit, en effet, pour la guérison de deux cas sur douze, et là où la constitution n'a jamais subi d'atteintes soit accidentelles, soit héréditaires, la santé et la vigueur renaissent quelquefois à l'aide de soins et d'attention au bout de peu de jours.

La première période de ce mal chez la femme a souvent été la cause de méprises de la part de personnes expérimentées, qui n'ont cru voir que des flueurs blanches et l'ont traité comme telles; mais la matière émise dans cette affection est plus abondante, ordinairement moins jaune et d'une nature moins épaisse que celle qui accompagne une violente gonorrhée. Nous ajouterons à cette distintiono qu'une affection vénérienne est accompagnée d'une chaleur particulière, d'inflammation et de douleur, qui ne sont pas les corollaires ordinaires des fleurs blanches. On ne peut nier, du reste, que de violentes fleurs blanches peuvent occasionner chez l'homme, dans les rapports sexuels, une affection que la plus forte gonorrhée égalera à peine en virulence.

Dans les cas de gonorrhée ou de chaude-pisse dans les deux sexes, le malade doit prendre deux *Pilules spécifiques et dépuratives* le soir et deux le matin, et une cuillerée à café de la potion suivante, trois fois par jour: tout pharmacien peut la faire:

R. Bals. Copaib. 1 *once.*
Liq: Potas. sub-carb: 4 *grammes.*
Misce probe et adde
Ay: Anisi 8 *grammes. M.*

Fiat Mistura cujus capiat Coch. parvum unum ter in die.

Quand le patient désire ardemment une *prompte* guérison, il ajoutera *une cuillerée à bouche* de *Baume cordial de Syriaque*, qu'il mêlera à chaque dose de la potion ci-dessus, ce qui facilitera et hâtera la guérison d'une façon surprenante.

Il faut se purger régulièrement, mais légèrement. Il est bon de baigner la verge dans l'eau tiède, ce qui fera diminuer les symptômes, aussi bien que la tenir dans un état de propreté, chose bien importante et qui écartera bien des sujets de souffrances pour l'avenir. Une purge trop violente serait nuisible, elle produirait de la débilité et entretiendrait l'écoulement par l'irritation locale qu'elle produirait, et ainsi les efforts causés par un relâchement des intestins favorisant l'absorption, accélèreraient l'introduction de la matière corrompue dans tout le système.

Si des symptômes d'inflammation venaient à paraître, la lotion qui fait l'objet de l'ordonnance ci-dessus et le Baume cordial de Syriaque *doivent être entièrement discontinués jusqu'à ce que l'inflammation ait disparu*, et l'on doit se purger en prenant la lotion suivante :

Feuilles de Séné,	1 1/2 once.
Sel d'Epsom,	1/2 livre.
Graine de Coriandre,	1 drachme
Graine de Carvi,	1 id.
Gingembre,	2 id.

Que l'on verse sur ces ingrédients un peu d'eau bouillante, et qu'on laisse mijoter cette potion dans un four ou près du feu pendant quelques heures, puis on la passera, et alors on y ajoutera :

Essence de Séné,	4 onces.
Sel volatil,	2 drachmes.

Prendre trois ou quatre cuillerées à bouche, à jeun, tous les deux jours.

—

Nous recommandons ce médicament comme une excellente médecine de ménage ; il ne perd aucune de ses qualités, quel que soit le temps qu'on le garde, pourvu qu'il soit conservé dans une bouteille parfaitement bouchée.

—

Lorsque le patient a attendu longtemps avant d'avoir recours aux hommes de l'art, et que des symptômes de strangurie paraissent, c'est-à-dire que l'on éprouve une grande difficulté d'uriner, la sécrétion ne passant que goutte à goutte et avec beaucoup de douleur, l'inflammation doit être écartée avant toute chose, par la *lotion au séné*, que l'on prendra en doses de *trois cuillerées à bouche* tous les matins. Lorsque la strangurie a cédé au remède ci-dessus, alors il faut avoir recours aux moyens conseillés au premier abord.

Pendant le cours de la gonorrhée, l'on doit observer *la plus grande propreté*, en lavant fréquemment les parties génitales avec de l'eau et du lait tièdes afin de neutraliser l'âcreté de l'écoulement qui irrite la peau lorsqu'elle la touche. Pour empêcher ceci, il serait bon aussi de couvrir de charpie le bout de la verge afin d'imbiber la matière

4

écoulée. Il ne faut pas manquer non plus d'observer un régime sévère, chose aussi nécessaire dans la guérison d'une gonorrhée, que toutes les autres parties du traitement. Tout ce qui échauffe et excite le corps, augmente l'inflammation des parties ainsi que l'écoulement. Il faut adopter un régime doux et nutritif, se composant principalement de légumes, de pâtes et d'autres plats légers ; et si l'on mange des viandes quelconques, il est nécessaire qu'elles soient bouillies, et que l'on n'en prenne qu'en petite quantité. La boisson doit se composer de limonade faible, de tisane de graine de lin, d'eau d'orge ou d'eau panée, en évitant surtout le vin, les spiritueux ou la bière. Il est plus utile d'observer la diète dans la première période du mal que plus tard. A mesure que les symptômes de l'inflammation diminuent, le patient peut être moins rigoureux envers lui-même à cet égard ; mais il doit craindre tout espèce d'excès, car aucune affection n'y est aussi susceptible que la gonorrhée. Dans l'observation du régime à suivre, on doit cependant avoir égard à la disposition et à la constitution de la personne. Lorsque celle-ci est d'une disposition délicate et nerveuse, la restriction recommandée serait de nature à affecter la santé; conséquemment, il n'est pas bon de la suivre : il faut que le patient décide lui-même de la réserve qu'il doit observer, et dans ces cas un moyen terme doit être suivi. Il est indispensable qu'on n'ait aucun rapport avec la femme.

Dans le cours progressif de la maladie, lorsque l'écoulement est devenu clair et aqueux, sans qu'il ne se fasse sentir de douleur ou d'inflammation, l'injection suivante peut être employée.

De l'ascétate de plomb....	8 grains.
Sulfate de zinc.........	5 grains.
Eau de Rose...........	8 onces.
Essence d'opium........	1 drachme.

Les bien mélanger, en mettre un peu dans un vase, et, au moyen d'une seringue, en prendre trois ou quatre injections par jour. Dans l'injection, on doit appliquer un doigt de chaque côté de l'orifice du passage afin d'y retenir la pointe de la seringue et d'empêcher le fluide d'échapper ; et après avoir retenu celui-ci quelques secondes, retirer l'instrument. L'urètre doit aussi être comprimé entre le pouce et l'index de la main gauche, près de la naissance de la verge, afin d'empêcher l'injection de pénétrer au delà du siège de la maladie. Les effets de l'injection montreront sous peu au patient quel usage il doit en faire.

PLANCHE. 13 LAMINA. 13 TAVOLA. 13
PLATE 13.

fig 1.

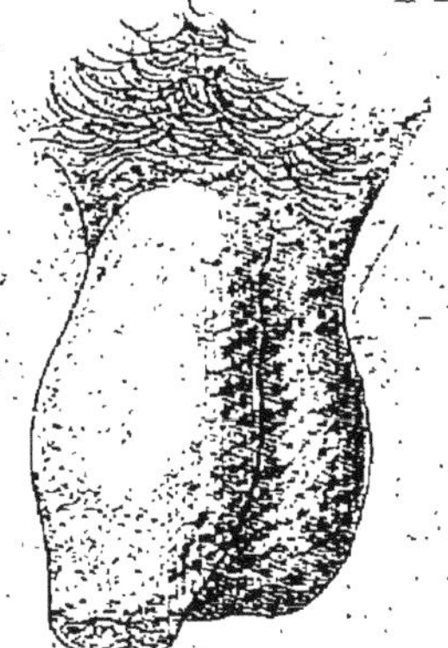

Phymosis.

fig 2.

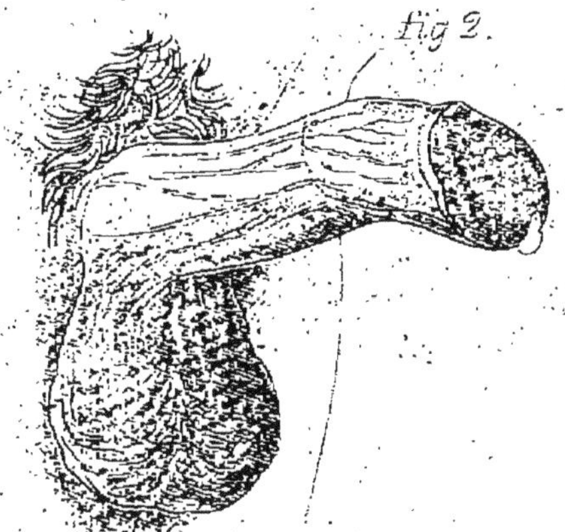

Gonorrhoea with Chordee.

fig 3.

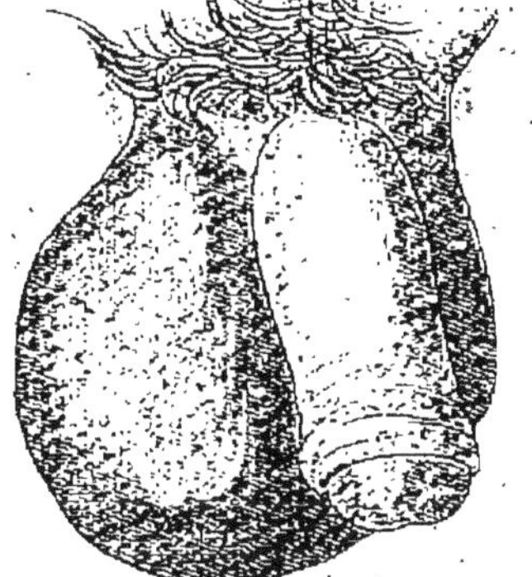

Swelled testicle.

fig 4.

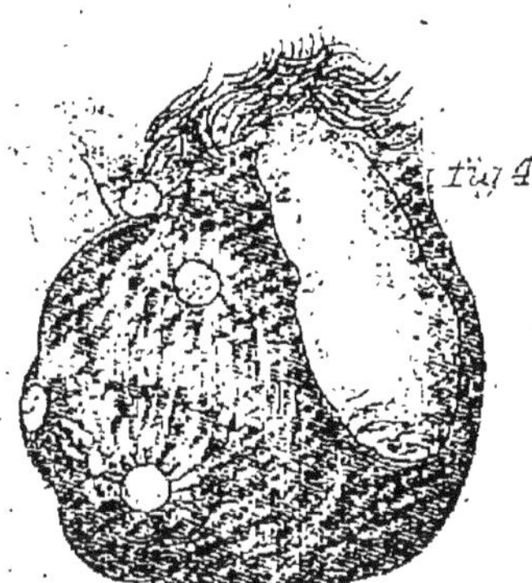

Deep seated Ulcers on the scrotum.

fig 5.

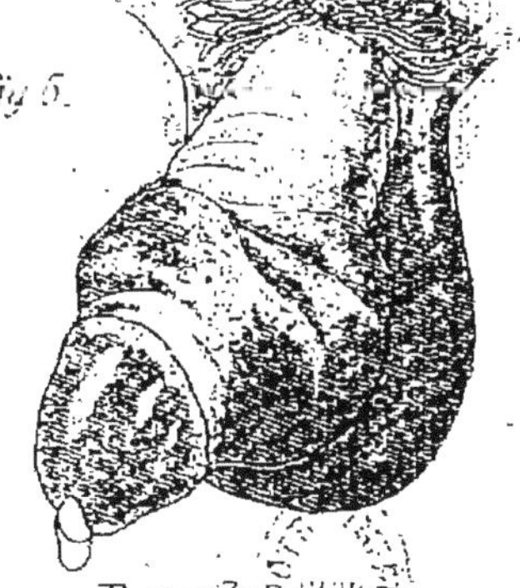

Paraphymosis.

fig 6.

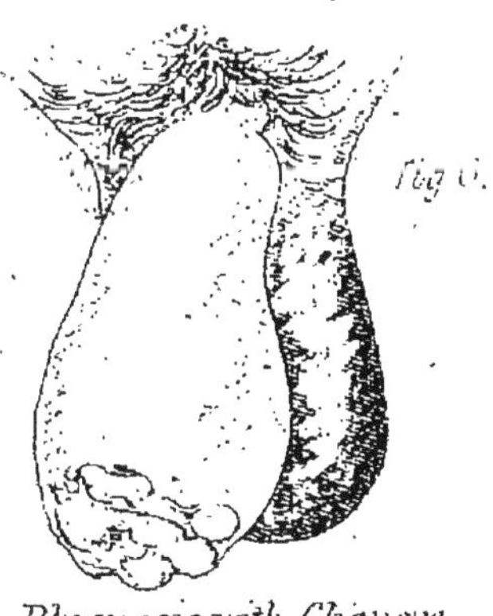

Phymosis with Chancre.

Lorsque la chaude-pisse est apparemment guérie, elle laisse souvent derrière elle, à cause de son caractère particulièrement inflammatoire, une grande susceptibilité à l'irritation et une tendance à l'inflammation, qui peuvent naître de la cause la plus légère et ramener la maladie dans toute sa virulence. Il est donc prudent de continuer les médicamens pendant un temps considérable après que la maladie a, à ce qu'il semble, entièrement cessé.

Chaude-pisse cordée.

La chaude-pisse cordée est une contraction spasmodique de la partie caverneuse de la verge et du filet ou frein du membre viril, par laquelle cet organe est plié en forme d'arc comme s'il était courbé au moyen d'une corde. (Voyez tableau 7, fig. 3.)

La contraction est accompagnée de la plus cuisante douleur, surtout lorsque le patient est sous l'influence de la chaleur du lit. C'est un des symptômes d'une virulente gonorrhée, diminuant avec l'inflammation, mais continuant encore quelquefois après que la chaleur et les autres symptômes morbifiques ont disparu.

La chaude-pisse cordée est le résultat de l'extension de l'inflammation de l'urètre aux tissus environnants, surtout aux corps caverneux et spongieux, de sorte que ces corps sont incapables de se détendre suffisamment pendant l'érection, sans causer une grande douleur par la pression qui a lieu, par l'inflammation, sur les nerfs des parties affectées. Celles-ci sont enflammées, gonflées et surchargées, et il arrive souvent que pendant l'érection, le filet est lacéré et par là se déclare une hémorrhagie qui procure au malade un soulagement temporaire.

Si l'on en était tourmenté, le meilleur remède est de prendre *quinze gouttes de laudanum dans un demi verre d'eau le soir au moment de se coucher :* Ceci *ne doit pas* être pris plus de *deux ou trois nuits* de suite, ce qui suffira pour écarter ce symptôme douloureux.

Après que la douleur et l'inflammation ont diminué, l'écoulement disparaîtra peu à peu et enfin entièrement lorsque les parties auront eu le temps de recouvrer leur vigueur naturelle; le patient peut alors prendre un bain froid tous les deux jours. La verge doit être souvent lavée à l'eau fraîche, lorsque la matière qui s'en écoule devient épaisse, collante et visqueuse, et que l'on peut l'allonger en filets entre les doigts, signes certains de la guérison prochaine de la chaude-pisse; dans ce cas, il sera nécessaire de prendre quatre fois par jour une cuillerée de *Baume cordial de Syriaque* dans une demi-pinte d'eau froide et deux *Pilules spécifiques et dépuratives* le soir, et autant le matin.

Phimosis et Paraphimosis.

Lorsque le gland de la verge est gonflé et enflammé, la fomentation prescrite pour *le gonflement des testicules* le remettra dans son état naturel, en en faisant usage pendant une demi-heure, après quoi il sera bon d'y appliquer un cataplasme chaud, de pain et de lait. Quelquefois le prépuce est tellement gonflé qu'on ne peut découvrir le gland : C'est ce que l'on appelle *Phymosis*, et le traitement à suivre est celui que nous venons de citer. Le patient doit souvent essayer avec douceur de retirer le prépuce pendant qu'il se sert de la fomentation, mais il faut éviter toute violence, qui ne manquerait pas d'avoir des suites très-graves. Quand on a réussi à le retirer, les parties affectées doivent être frottées avec de la pommade prescrite pour *les gonflements de l'aîne*, puis on doit permettre au prépuce de recouvrir le gland. Il faut répéter ceci ainsi que la fomentation, plusieurs fois par jour, jusqu'à ce le gonflement et l'inflammation aient disparu. Quelquefois le prépuce gonfle et devient enflammé lorsqu'il est retiré du gland, et l'on ne peut en recouvrir celui-ci; c'est ce qu'on nomme *Paraphymosis*. Le *Paraphymosis* demande le même traitement que le *Phymosis*, et l'on doit efforcer de couvrir le gland du prépuce, avec la plus grande douceur, comme la moindre violence aurait des suites très-dangereuses.

Les Pilules spécifiques et dépuratives doivent être prises, deux le soir et deux le matin, pendant au moins six semaines après que tous les symptômes ont disparu. Les *sangsues* sont quelquefois nécessaires dans ces cas; s'il y a endurcissement, il serait bon d'en appliquer *six sur le prépuce*. (Voy. planche 7 fig. 1 et 2.)

Gonflements des Testicules.

Le gonflement des testicules est ordinairement causé par des exercices violents, tels que la course, la marche et l'exercice du cheval, portés à l'excès, par les bains froids pendant l'existence de la gonorrhée, surtout si elle est violente, par l'exposition au froid des parties génitales, par la boisson ou par les fortes purges.

Quand la douleur commence à se faire sentir dans le testicule et quand l'épididyme commence à enfler, l'écoulement diminue ou cesse entièrement et l'inflammation du testicule s'accroît. On ressent une douleur excessivement aiguë dans l'épididyme, surtout lorsqu'on le touche et qu'il devient dûr. Chez certains individus le testicule ne commence à enfler qu'après le gonflement de l'épididyme. La douleur est alors atroce, même lorsque le testicule est en repos, ce que l'on peut probablement attribuer à ce que *la tunica albuginea* qui enveloppe celui-ci, ne se dilate pas. Quoique le scrotum semble fortement tendu par le gonflement de ces corps, cependant l'inflammation active semble rarement l'atteindre. Après que le gonflement a commencé à se faire sentir, le cordon spermatique est quelquefois affecté et devient le siége d'une forte douleur. Tout le parcours du cordon est quelquefois atteint du mal et la douleur se fait sentir dans les lombes et dans la région des reins. Le malade ressent aussi une douleur aiguë continuelle dans le dos, et il est affecté de symptômes fébriles.

Ce syptôme accompagne très-fréquemment lagonorrhée, surtout lorsqu'on se livre à de violents exercices, à une vie irrégulière ou à des excès de différentes natures ; quelquefois il est l'effet d'injections trop irritantes et d'un trop fréquent emploi de la bougie. Chez certaines personnes, la marche la plus modérée occasionne le gonflement des testicules dès le commencement de la gonorrhée. Il n'est pas ordinaire que les deux testicules gonflent à la fois immédiatement ; l'un d'eux d'abord est atteint, puis, lorsqu'il commence à guérir, l'autre est affecté, et ainsi le mal peut durer pendant plusieurs semaines si un traitement convenable n'y met ordre.

Un peu d'attention peut presque toujours prévenir ce symptôme. Sa naissance est plutôt dûe à la négligence et à un traitement mal entendu qu'à la nature même de la maladie. Dès le début, le patient ressent une espèce de léger mouvement dans le testicule, mais qui cède bientôt à une douleur sourde et pesante. Le testicule augmente de volume, quelquefois rapidement, et l'on y éprouve un battement qui rend sa suspension nécessaire au moyen d'un bandage.

Ce symptôme ne dure pas, à moins qu'il n'ait été négligé ; mais lorsque l'écoulement cesse tout-à-fait avant que le gonflement ne soit passé, les testicules restent dans cette position pendant des années, quelquefois pendant toute la vie. Le gonflement permanant de ces glandes est plutôt l'effet de causes (telles que coups, etc.) qui n'occasionnent pas d'écoulement de l'urètre et peut durer un temps infini.

Ce symptôme étant le plus dangereux et le plus douloureux, on doit faire les plus grands efforts pour le combattre. Les testicules doivent être soutenus par un bandage ; si le patient est d'une disposition sanguine, il serait nécessaire de le saigner et dans ce cas la diète doit être observée. Il ne faut prendre aucun exercice, et il est même nécessaire de rester couché autant que possible. La fomentation suivante devra être appliquée :

Prenez une cuillerée d'extrait de plomb, quatre cuillerées de vinaigre et un litre d'eau : mêlez-les bien en les secouant et fomentez fréquemment (aussi chaud que possible) les parties gonflées avec de la flanelle, pendant un certain laps de temps : après chaque fomentation, appliquez un cataplasme chaud de pain et de lait sous les parties génitales et prenez les PILULES régulièrement. Si le gonflement ne disparaissait pas, il serait alors bon de poser huit ou dix sangsues sur les testicules, pendant deux ou trois jours de suite ; et lorsque celles-ci seront tombées, de recommencer fréquemment les fomentations.

Si la personne affectée a déjà souffert de ce symptôme dans une précédente gonorrhée, il ne faut pas qu'elle néglige de porter un suspensoir, tant que dure la chaude-pisse, comme le gonflement pourrait recommencer de nouveau. Si elle ne peut se procurer un bandage, il suffira d'attacher autour de la taille une bande de toile ou un mouchoir que l'on fera passer sous les testicules pour les soutenir. Le gonflement des testicules arrive ordinairement un peu tard, c'est-à-dire vers la seconde ou troisième semaine que suit une gonorrhée négligée.

Bubons ou gonflement dans l'Aine.

(Voy. planche 14, fig. 1 et 2.)

On dissipe les bubons qui surgissent pendant le cours de la gonorrhée, en frictionnant la cuisse, sous la partie malade, avec de l'onguent mercuriel (à peu près la valeur d'une grosse fève) quatre fois par jour, et en prenant deux PILULES SPÉCIFIQUES ET DÉPURATIVES le soir et deux le matin. Il est rare que les bubons suppurent.

Simple écoulement ou Blennorrhée

Une irritation morbifique de l'urètre peut donner naissance à la Blennorrhée, qui se compose d'un écoulement de fluide nerveux procédant de l'urètre, accompagné de

PLANCHE. 14 — LAMINA. 14 — TAVOLA. 14

PLATE 14.

fig 1.

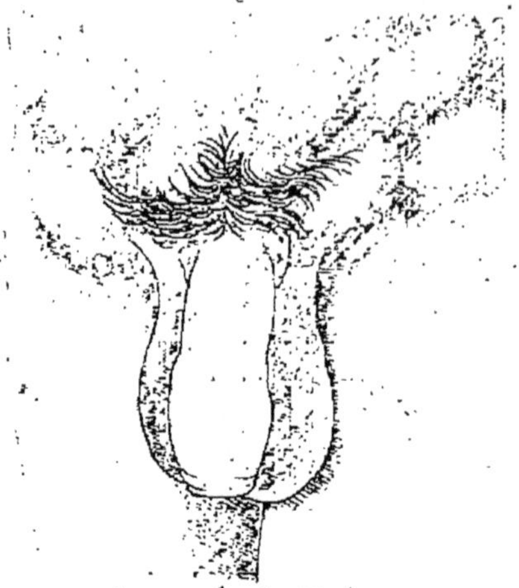

Sympathetic Buboes.

fig 2.

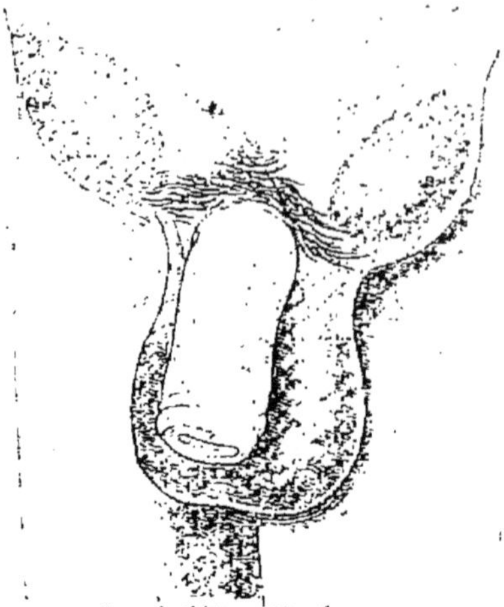

Syphilitic Buboes.

fig 3.

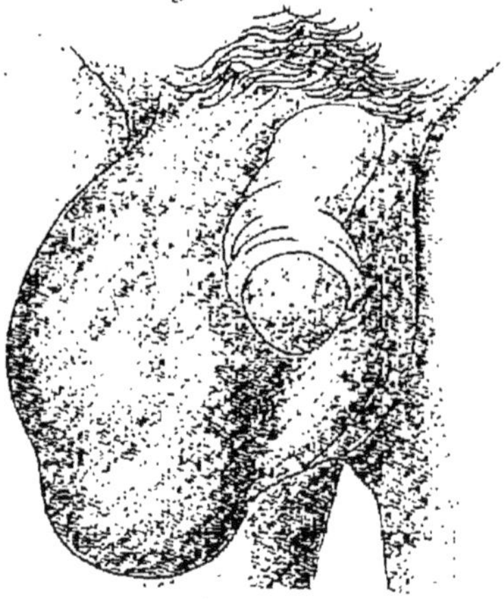

Syphilitic Hydro sarcocele.

fig 4.

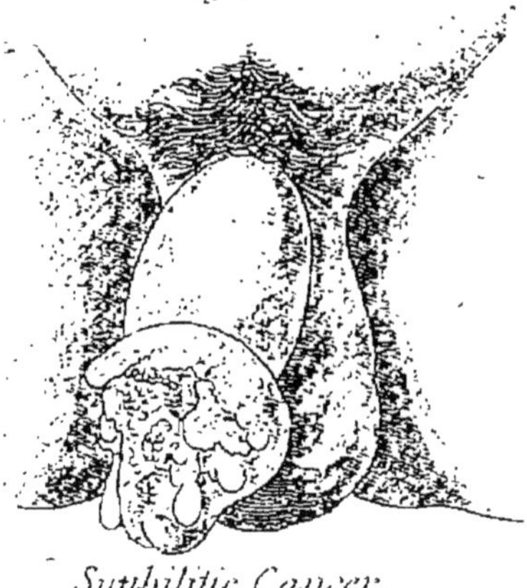

Syphilitic Cancer.

fig 5.

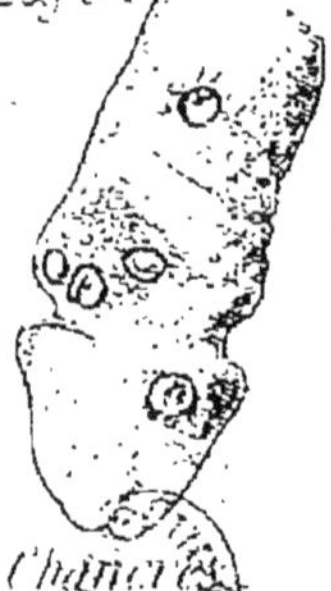

Chancre.

fig 6.

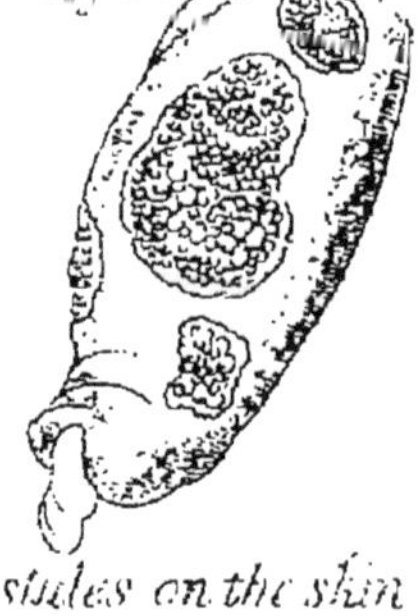

Pustules on the skin.

fig 7.

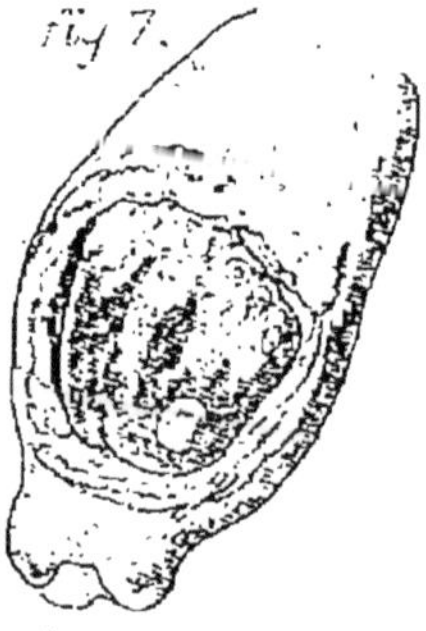

Gangrene.

fig 1. Cancers syphilitiques

fig 4. Cancheri sifilitici

fig 1. Cánceres sifiliticos.

peu de douleur ou même n'en occasionnant point. Quand l'écoulement provient de causes qui n'ont aucun rapport avec le mal vénérien, nous le distinguons par le nom de Blennorrhée constitutionnelle, ainsi que nous allons le voir. Cette maladie cependant fait plutôt partie d'une gonorrhée mal guérie ou en est la conséquence, tout en ayant perdu son caractère virulent. L'aspect de cette affection est très bénin, mais les conséquences sont dangereuses à cause de leur durée et parceque souvent elles produisent une débilité séminale et plusieurs autres maux : la blennorrhée est surtout dangereuse en ce qu'elle est un auxiliaire à la formation du rétrécissement de l'urètre, affection très-douloureuse. Sa nature, comme celle de la gonorrhée, est contagieuse mais pas au même dégré.

La Blennorrhée devient *chronique* pendant des semaines, des mois et même des années ; et par suite de changements apportés aux habitudes ou au régime, les symptômes prennent quelquefois un caractère de virulence qui fait croire à certains hommes de l'art qu'ils proviennent d'une autre affection nouvellement gagnée. Dans ces cas le patient est souvent forcé de se soumettre aux tâtonnements du médecin et ce n'est que lorsque sa douloureuse inquiétude lui est devenue insupportable, qu'il a recours à des soins intelligents qui le tirent de l'incertitude et de l'angoisse.

L'écoulement dans la Blennorrhée dépend cependant beaucoup des habitudes et du régime du patient ; si celui-ci est habitué à se livrer aux excès de la table ou de la boisson ou à de violents exercices, il sera virulent et abondant ; tandis qu'au contraire s'il est sobre et s'il suit un régime régulier, en prenant un exercice modéré, nos médicaments auront un effet plus salutaire ; car ils diminueront alors l'écoulement et ils débarrasseront le patient de la source de ses chagrins. Une mort prématurée est quelquefois la suite d'une blennorrhée négligée ; car il est facile de comprendre qu'une perte continuelle de semence finira par épuiser les facultés du corps et en occasionneront l'extinction.

La sécrétion de la véritable Blennorrhée est presque aqueuse et se mêle à la mucosité de la partie saine de l'urètre, mais elle varie suivant le degré d'excitation, dont les parties sont affectées. Elle est quelquefois accompagnée d'une légère douleur en urinant ou pendant l'érection ; et naturellement plus les symptômes sont virulens, plus elle approche de l'écoulement uniforme qui caractérise la gonorrhée dont elle provient. Si la sécrétion blennorrhéenne procède d'un rétrécissement, on peut s'en assurer à l'inspection du canal, par la nature claire et ichoseuse de l'écoulement et par le redoublement de celui-ci, lorsque le patient fait un effort des muscles, par exemple, pendant l'évacuation des excréments.

Il n'y a, apparemment du moins, pas de limites distinctes entre la cessation de la gonorrhée et la naissance de la Blennorrhée ; la transformation est quelquefois si graduelle qu'elle est imperceptible. S'il n'y a pas de rétrécissement de la voie urinaire et si la Blennorrhée paraît être la conséquence chronique de l'inflammation gonnorrhéenne, l'emploi modéré d'injections astringentes ou stimulantes sera utile et nécessaire.

Le malade doit s'abstenir de tous légumes, acides et sucreries ; il doit se lever de bonne heure et prendre un exercice modéré ; il prendra des bains froids, en ayant soin de plonger la tête la première et de sortir de l'eau immédiatement sans s'y replonger ou y stationner une seconde. Il est nécessaire de laver fréquemment la verge et les testicules à l'eau fraiche.

Il prendra une cuillerée à café de la potion prescrite pour la Chaude-pisse et mélangée avec une cuillerée à bouche du BAUME CORDIAL DE SYRIAQUE, au moins *quatre fois par jour ;* il emploiera l'injection ci-après décrite et prendra *une* PILULE SPÉCIFIQUE ET DÉPURATIVE *trois fois par jour*, jusqu'au complet rétablissement,

Il injectera la voie urinaire, au moyen d'une seringue, avec l'injection suivante, *trois ou quatre fois par jour :*

Sulphate de zinc, dix grains, mêlés avec
Eau-de-rose, quatre onces.

Si cette injection causait une douleur dans le canal urinaire, il faudrait y ajouter un peu d'eau.

Blennorrhée muqueuse.

Celle-ci provient ordinairement de causes indépendantes de la gonorrhée et se reconnaît à plusieurs symptômes ; conséquemment sa place ne se trouve pas dans cette partie de l'ouvrage, mais on en verra la description dans la première partie de « L'ONANISME » où se trouvent traitées une foule d'affections provenant de débilité nerveuse et de faiblesse séminale qui compromettent ou détruisent les facultés sexuelles. Dans ces cas graves MM. PERRY, MÉDECINS CONSULTANTS, croient qu'une entrevue personnelle est nécessaire.

Ophtalmie gonorrhéenne et Coryza.

Il n'y a pas le moindre doute que l'ophtalmie qui surgit

pendant la *Gonorrhée*, est toujours produite par l'application de la matière aux organes visuels et non de *motastasis*, comme il a été dit sans fondement. Les patients sont souvent négligents dans ces sortes de choses. Ils doivent toujours, aussitôt qu'ils ont touché les parties affectées, se laver les mains avec de l'eau et du savon et ne jamais se servir des mêmes essuie-mains ou éponges pour les organes de la génération que pour les yeux, le nez, etc.

L'ophtalmie gonorrhéenne est assurément une des affections les plus aiguës, les plus inflammatoires, les plus douloureuses et les plus destructives, qui soient du ressort de la médecine. Aucune maladie ne peut l'égaler pour la douleur qu'elle occasionne et pour la violence de ses effets. Souvent il arrive que si ce mal n'est pas traité à sa naissance, il détruit les organes visuels dans l'espace de trois ou quatre jours.

La maladie commence par une légère rougeur de la membrane intérieure des paupières qui s'étend bientôt à l'œil même; les conjonctives deviennent rouges et gonflées de façon qu'elles couvrent la cornée et la compriment beaucoup. Les paupières se tuméfient de manière à rendre la séparation difficile, et de toutes les membranes coule une matière excessivement contagieuse, car une seule goutte de celle-ci portée à l'œil d'une autre personne suffirait pour produire chez elle le même mal. Les symptômes constitutionnels font des progrès semblables; la fièvre devient violente et le malade est dans un état d'excitation corporelle et intellectuelle. Dans cette maladie il est indispensable d'avoir recours au médecin dès le début.

La même affection se produira au nez; ce mal est alors connu sous le nom Coryza gonorrhéen. Les deux affections sont fidèlement reproduites dans la planche 18, fig. 4 et planche 23, fig. 1 et 6.

Rétrécissement.

Le rétrécissement est une maladie qui s'oppose au libre passage de l'urine et la fait couler en filets sinueux ou fourchus ou bien goutte à goutte avec une forte douleur. Si le canal de l'urètre n'est pas trop resserré, le mal peut exister pendant des années sans causer une grande gêne; mais quoiqu'il en soit ainsi avec l'évacuation de l'urine, nous sommes portés à croire que la semence ne se trouvant pas lancée convenablement dans le vagin pendant le coït, et n'étant pas éjaculée de l'urètre au moment de la jouissance, doit simplement retomber suivant les lois de sa pesanteur spécifique · il faut faire la plus grande attention à cette affection, lorsqu'elle a atteint ce dégré, surtout dans un âge avancé, car alors la faculté d'éjaculation ou d'uriner est plus faible que pendant la jeunesse.

Quoique le rétrécissement puisse provenir de causes constitutionnelles, de conformation vicieuse, de spasmes ou de toute autre circonstance accidentelle, dont la guérison dépend d'un traitement bien entendu, cependant ce mal terrible prend sa source dans dix-neuf cas sur vingt, dans les maladies vénériennes ou dans le traitement mal entendu de la gonorrhée. Nous pouvons considérer l'inflammation de la gonorrhée (après sa continuation pendant un certain laps de temps) comme produisant dans une certaine partie une nouvelle action dans les vaisseaux de l'urètre, au moyen de laquelle il se forme une espèce de membrane autour de l'intérieur de l'urètre et dont le cercle durci et situé en dedans de l'espace alloué par la nature, s'appelle rétrécissement. On peut croire que l'urètre étant creux, musculeux, membraneux et naturellement disposé à la contraction, est facilement atteint par l'inflammation ou par toute autre ecpèce d'irritation, mais le progrès que fait le rétrécissement, varie suivant le tempérament. Le climat des tropiques, les habitudes sédentaires, les excès dans les rapports sexuels en sont quelquefois les causes, et occasionnent cette affection chez les personnes irritables, sans l'intervention d'aucun autre mal.

Le rétrécissement spasmodique est généralement situé au col de la vessie ou à la partie membraneuse de l'urètre. Des personnes jouissant d'une bonne santé peuvent en être affectées par suite d'humidité ou de froid, du dérangement des organes de la digestion, d'une longue rétention de l'urine, surtout pendant la promenade, ou d'excès dans l'exercice du cheval. Mais la cause en est plus souvent dans les excès de boisson que commettent certains jeunes gens dont la gonorrhée ou la blennorrhée n'est encore qu'imparfaitement guérie. Entourés d'amis, cédant aux plaisirs de la table, le patient boit verre sur verre et se propose, en sentant que sa vessie est pleine, de quitter ses joyeux compagnons pour satisfaire à ses besoins ; mais il attend jusqu'au moment du départ ; c'est alors qu'au contact de l'air froid il se trouve incapable d'uriner, si ce n'est goutte à goutte et avec la plus grande difficulté. Plus les efforts que l'on fait sont grands, et plus grande est la tension et l'impossibilité d'uriner ; il en résulte les suites les plus fâcheuses si de prompts secours ne viennent soulager le patient.

Malgré le danger qu'occasionne un rétrécissement spasmodique sérieux ou négligé, il n'y a rien à craindre s'il est convenablement traité. Le malade doit immédiatement envoyer chercher un médecin qui fera écouler l'urine et qui rencontrera peu de difficulté à passer le cathéter surtout s'il n'y met pas de précipitation et s'il est un peu expérimenté. Jamais on ne doit employer la violence, mais, comme c'est entièrement l'affaire du médecin, le patient doit se reposer sur lui ; un usage constant pendant quelques semaines du **Baume cordial de Syriaque** et des **Pilules spécifiques et dépuratives** dissipera cette affection gênante.

La formation du rétrécissement a été attribuée à diverses causes ; la plupart de celles-ci ont été décrites par nous ; il y en a une cependant dont nous n'avons pas parlé et qui est vulgairement, mais à tort, considérée comme la plus efficace : c'est l'usage d'injections astringentes employées dans le traitement de la gonorrhée et de blennorrhée. L'origine de cette opinion peut-être attribuée à ce fait que le rétrécissement permanent dépend invariablement des résultats de l'inflammation, par les dépôts de lymphe qui se forment dans le tissu cellulaire qui environne la partie de l'urètre où se trouve le rétrécissement; et comme la gonorrhée est elle-même une espèce particulière d'inflammation, dont les personnes affectées de rétrécissement ont généralement souffert, et qu'il a fallu avoir recours aux injections pour faire disparaître cette maladie, on a attribué aux remèdes ce qui n'était dû qu'au mal même.

Le rétrécissement permanent se reconnaît à la difficulté d'évacuer l'urine qui sort en filets dont la dimension est moindre lorsqu'ils sont fourchus ou tordus, et qui ont à peu près la forme d'un tirebouchon; et lorsque, plus tard, le mal devient plus grave, l'urine ne passe plus que goutte à goutte et avec la plus grande difficulté et la plus grande douleur. Quelquefois le rétrécissement est accompagné d'un écoulement de l'urine qu'apparemment rien ne peut empêcher. Le canal de l'urètre est le siège d'une grande irritation, qui est ordinairement accompagnée d'un écoulement ichoreux. Il peut y avoir un, deux rétrécissements, même plus, dans le parcours du canal, et quelquefois le troisième lobe de la prostate s'élargit, le mal ayant pénétré presqu'à la vessie.

Si l'on n'arrête pas le rétrécissement, le canal de l'urètre s'élargira jusqu'au point où il s'est formé, formant ainsi un sinus où se tient l'urine et excitant l'inflammation et l'ulcération; l'urètre finit alors par crever et laisse échapper l'urine dans le bassin et dans le tissus cellulaire du périnée où elle cause une grande inflammation, des abcès, et même la gangrène. Une forte fièvre accompagne tous ces effets, et la vie du malade est sérieusement menacée. La vessie n'échappe pas à ses attentes, une inflammation aiguë se déclare dans la membrane muqueuse, une secrétion muqueuse et glaireuse en découle en grande quantité, l'urine devient ammoniaque et fétide; les reins aussi se trouvent atteints du mal et deviennent le siège d'une inflammation accompagnée de dilatation des conduits et des *pelves*, à laquelle vient enfin se joindre la supuration qui, dans un laps de temps plus ou moins long, déterminé par la violence du mal et par l'état de constitution de l'individu, met fin à l'existence de ce dernier.

Dans le traitement de cette maladie, les remèdes constitutionnels doivent être employés, et l'on doit avoir recours aux opérations chirurgicales. L'usage de la bougie est indispensable et l'on doit prendre intérieuremet des médecines balsamiques, jointes au même traitement précédemment recommandé dans les cas de rétrécissement spasmodique. (voy. Pl. 15.)

Affections incidentelles.

Il y a encore une foule d'affections auxquelles les conduits urinaires ainsi que les organes génitaux sont sujets, soit: *les fistules, l'affection de la glande prostate* et d'autres affections des testicules, de la vessie, etc.; mais comme il est inutile de les traiter ici, nous nous contenterons de nous occuper des plus importantes. Si le patient s'aperçoit que certains symptômes ne se trouvent pas mentionnés, il devra, *sans délai*, en donner la description détaillée, en en rappelant les causes primitives autant que cela lui est possible. Il ne faut surtout jamais perdre de temps comme les changements sont très rapides et qu'il est toujours prudent de les soumettre de suite à l'appréciation d'un homme de l'art dont le but est toujours de protéger le corps de l'homme des atteintes de la maladie.

Quand les organes génitaux sont infectés de *pediculi* ou morpions, le remède le plus efficace et le plus agréable est de bien frictionner les parties avec de l'onguent mercuriel, moyen qu'il est rare de ne pas voir réussir. En saupoudrant les parties de calomel, on détruira immédiatement l'insecte et on empêchera ainsi la démangeaison. Les Pilules spécifiques et dépuratives et le Baume cordial de Syriaque devront être pris suivant les « Instructions Générales », c'est-à-dire deux Pilules spécifiques et dépuratives le soir et une le matin, ainsi qu'une cuillerée de

PLANCHE.15 LAMINA.15 TAVOLA.15

PLATE 15.

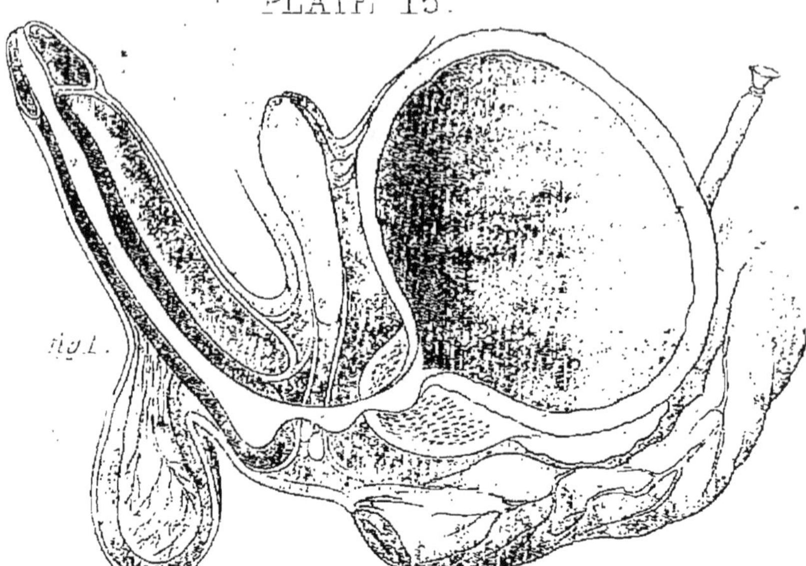

Obstructions in the Urethra.

Fig 2 Retrecissement de l'Uretre

Fig 2 Stringimento dell' Uretra

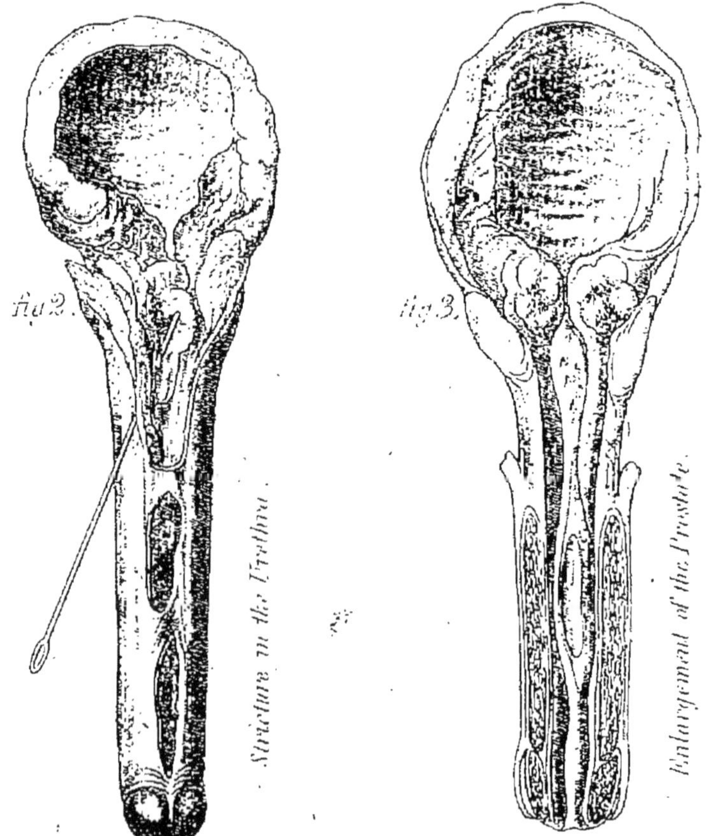

Fig 2. Estrechez de la Uretra.

Baume de Syriaque, quatre fois par jour pendant un certain laps de temps, afin de purifier le sang.

Principes vénériens.

Si les principes vénériens ne sont pas entièrement détruits au premier abord, ils continueront à exister secrètement dans le système pendant des années, et quoique longtemps inaperçus, ils se déclareront à la longue sous la forme la plus dangereuse ; ou bien, éclatant intérieurement, ils compromettront la vie du malade.

A ceux qui souffrent des suites que ce mal a pu occasionner dans le système sous la forme de SYMPTOMES SECONDAIRES, ERRUPTIONS DE LA PEAU, CROUTES, SCROFULES, PUSTULES SUR LA FIGURE ET SUR LA TÊTE, DILATATION DE LA GORGE ET DES AMYGDALES, NOEUDS SUR LES TIBIAS, DESTRUCTION PROCHAINE DU NEZ ET DU PALAIS OU DE TOUTE AUTRE AFFECTION DOULOUREUSE PROVENANT DE L'ABUS DU MERCURE, nous recommandons fortement

L'essence détersive concentrée

de MM. Perry et Ce.

Remède Anti-Syphilitique.

On verra que l'usage de ce médicament produit les effets les plus surprenants ; il purifie le sang en détruisant le virus qui s'y trouve, il arrête les progrès du mal et rétablit finalement la santé en rendant au corps toute sa vigueur. *Prix du flacon,* 15 *francs. Prix de quatre flacons enfermés en un seul,* 45 *francs (soit ainsi une économie de* 15 fr.*) Boîtes comprenant douze flacons,* 125 *francs (soit ainsi une économie de* 55 fr.*).*

Moyennant l'acquisition d'une boîte de 125 fr., le patient aura droit à une concultation gratuite de MM. Perry et Ce. On prie le malade d'être aussi minutieux que possible dans la description du mal dont il est atteint, de son âge, de ses habitudes, de ses occupations et de sa position sociale. Les médicamens lui seront envoyés dans le plus bref délai.

Ce médicament n'est préparé que par

MM. R. et L. PERRY et Ce.

MÉDECINS CONSULTANS,

19, *Berner Street*, *Oxford street, London.*

On est prié de remarquer la signature imprimée en forme de cachet à l'extérieur de chaque enveloppe, avec le nom et l'adresse des propriétaires coulés dans chaque bouteille.

On peut se procurer ce médicament chez tous les pharmaciens d'Europe et d'Amérique.

Instructions générales

pour l'usage de

L'ESSENCE DÉTERSIVE CONCENTRÉE,

remède anti-syphilitique employé dans les cas de syphilis et contre les symptômes secondaires, les croûtes, les humeurs scorbutiques, les anciennes blessures, les ulcères, les plaies de la jambe, les plaies et ulcères vénériens, les gonflemens glandulaires, les erysipèles, la lèpre, les écrouelles, les boutons, les maladies de la peau, les erruptions cutanées de toute espèce et les impuretés du sang.

Prendre trois cuillerées à café d'essence par jour délayée dans un peu d'eau fraîche, et, dans les cas graves, augmenter la dose jusqu'à quatre cuillerées, trois fois par jour. S'il se déclarait un trop grand dévoiement, diminuer la dose ou en prendre moins souvent.

Pendant que le malade se sert de ce médicament, s'il gagnait un froid, il ressentirait dans la bouche et les gencives, une certaine douceur qui peut être combattue efficacement en prenant soir et matin une petite cuillerée de fleur de soufre avec de la mélasse, ou bien une dose soir et matin de sels et 20 grains de jalap, tant que dure cette sensibilité. Si le malade emploie les frictions d'onguent, il lui faudrait les discontinuer, et lorsque la bouche et les gencives sont rétablies, il peut reprendre l'Essence Détersive concentrée et abandonner l'usage du soufre.

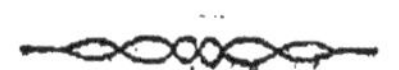

OBSERVATIONS IMPORTANTES

sur l'usage de

L'Essence détersive concentrée.

—

Ce remède, par ses qualités particulières, suffit pour produire une parfaite guérison des cas les plus invétérés et les plus opiniâtres de la

MALADIE VÉNÉRIENNE.

—

Ses principes actifs se transmettent par le moyen du sang à tout le corps, et pénètrent même dans les vaisseaux les plus petits, en enlevant et expulsant dans son parcours toutes les corruptions et les impuretés du liquide vivifiant, de manière à extirper complétement le virus de la maladie et à le chasser par la transpiration à travers les pores, et par l'urine.

LES SYMPTOMES SECONDAIRES,

Tels que : *Chancres, bubons, maux vénériens de toute espèce, maladies du gosier, scorbut, plaies invétérées, ulcères, maladies des jambes, humeurs scorbutiques ou scrofuleuses, crysipèles, lèpre, éruptions sur les lèvres, la tête et la figure, enflures glanduleuses, maladies de la peau, et toutes espèces d'impuretés du sang.*

sont guéries par ce remède.

—

Dans tous les cas le BAUME CORDIAL DE SYRIAQUE, devrait être pris pendant quelque temps après que la guérison a eu lieu, afin de purifier, fortifier et renouveler le système corrompu par la débilité naturelle, et par les suites des maladies ci-dessus décrites.

Syphilis ou vérole, et symptômes secondaires.

La vérole est une autre forme plus pernicieuse de la maladie vénérienne, et se divise en vérole primaire et secondaire. La première consiste en un chancre, qui se forme sur le prépuce et sur le gland de la verge, ayant une apparence rouge et enflammée, et faisant les progrès les plus rapides ; aussi si elle n'est pas promptement combattue, finit-il par détruire entièrement la verge. Après que la maladie a fait son apparition sous la forme d'un chancre, il s'en suit en quelques jours un bubon ou un abcès de l'aîne, qui s'enflamme, grandit, suppure et crève en laissant échapper une quantité de matière. Dans des cas violents, on a vu l'abcès s'étendre à une grande profondeur, et découvrir l'artère fémorale couverte d'ulcères, et le malade, faute de secours opportuns, a saigné, jusqu'à ce que la mort s'en soit suivie.

La constitution se trouve enfin atteinte, et alors surgissent ce que l'on appelle les symptômes secondaires, qui au commencement affectent le nez et le gosier, puis la *peau et la surface du corps*, et à la fin les os. — (Voir gravure 17.)

Lorsque le virus attaque le gosier ou le palais, la membrane de celui-ci devient rouge et enflammée, un bouton s'y forme, lequel s'ouvre, ulcère et découvre les os du palais, ce qui peut être démontré en y faisant pénétrer une sonde : voilà le premier dégré. L'os ainsi découvert s'exfolie bientôt, de manière à former une communication entre la bouche et le nez ; les fluides retournent par celui-ci, la voix devient nasale, et sécrète une matière dégoûtante.

Lorsque les amygdales sont attaquées, on voit se former des ulcères entièrement pareils aux chancres, c'est-à-dire ils sont creux dans le milieu, et ont des bords rongés et élevés, jaunâtres, et d'une couleur livide sur la marge qui les entoure. Une sensation de sécheresse s'étend du tube eustachien à l'oreille, et le malade devient quelquefois sourd, à cause des ravages que fait la maladie lorsqu'elle atteint les tubes ; quelquefois la langue en est aussi attaquée. Lorsque le mal fait des progrès, il commence à ronger le larynx, ou conduit de la respiration, et occasionne aussi la mort si le mal n'est promptement arrêté. Si le larynx est attaqué, il y a toujours extinction de voix, et le patient ne fait que chuchotter. Cette forme de la maladie vénérienne est la plus dangereuse.

La membrane mucilagineuse du nez est, après les par-

PLANCHE 16 LAMINA 16 TAVOLA 16

PLATE 16.

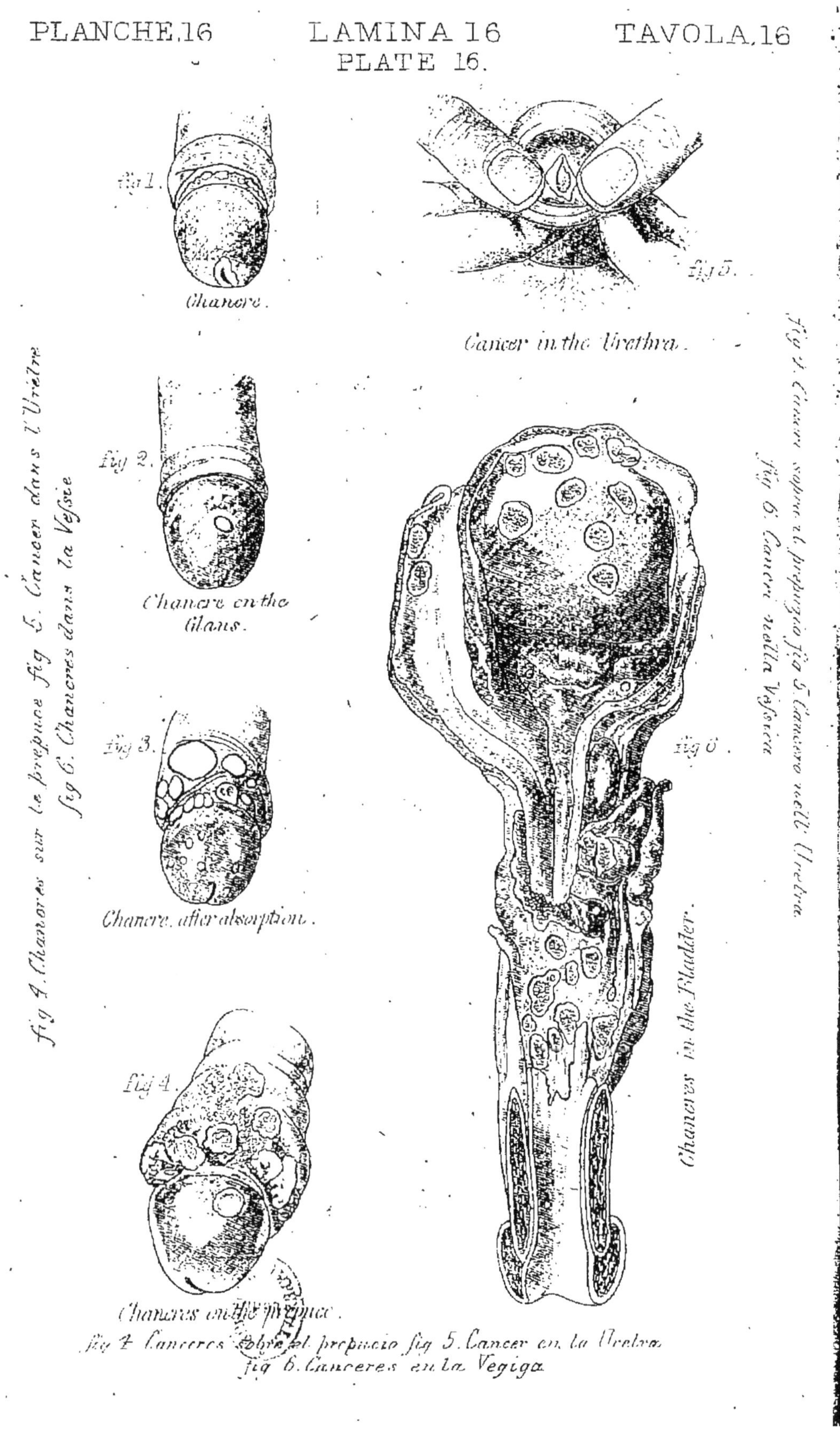

Chancre.

Chancre on the Glans.

Chancre after absorption.

Chancres on the prepuce.

Cancer in the Urethra.

Chancres in the Bladder.

fig 4. Chancres sur le prepuce fig 5. Cancer dans l'Urètre fig 6. Chancres dans la Vessie

fig 4. Cancri sopra il prepuzio fig 5 Cancero nell' Uretra fig 6. Cancri nella Vescica

fig 4 Canceres sobre el prepucio fig 5. Cancer en la Uretra fig 6. Canceres en la Vegiga ties que nous venons de mentionner, la première exposée à l'influence de la vérole. Le malade s'en apperçoit par une incrustation qui se forme sur les narines, et qui, lorsqu'elle est enlevée, fait sortir une matière purulente, met souvent l'os à nu, et fait qu'il s'exfolie, causant ainsi une horrible difformité, comme on peut voir dans la gravure 18, fig. 4, et dans la gravure 22, fig. 6, deux cas qui se sont présentés à MM. PERRY.

Chancres ou ulcères.

La première apparition de la vérole se fait ordinairement sous la forme d'un chancre sur le gland de la verge, ou sur le prépuce chez l'homme, et dans les *labia pudendi*, ou *nymphæ* chez les femmes. Le chancre peut apparaître aussi sur les autres parties, savoir : sur le dos de la *verge*, et sur le *scrotum* chez l'homme, et sur le *périnée* chez la femme.—(Voir gravure 6, fig. 1.)

Le précurseur du chancre est une légère inflammation, suivie d'un petit bouton ; celui-ci découvre graduellement une petite pustule, dont le fluide est transparent, puis blanc, s'ouvrant et formant un petit ulcère qui s'étend toujours ; il est quelquefois très-douloureux mais toujours pénible ; ses bords sont relevés et ont une couleur de cendre, couverts d'une escarre blanche et difficile à guérir. Il arrive rarement qu'il y ait plus d'un chancre, quoi qu'on en ait vu deux, trois ou quatre (Voir gravure 6, fig. 3, 4 et 5.)

Quand un chancre apparaît dans le bassin, il faudra prendre l'ESSENCE DÉTERSIVE CONCENTRÉE mélangée avec un peu d'eau fraîche, trois fois par jour, chaque fois trois cuillérées, et après la guérison, on ferait bien de prendre le BAUME CORDIAL DE SYRIAQUE, suivant les règles générales, pendant un mois au moins. Il sera bon de laver les chancres trois fois par jour, avec ce qui suit et que tout pharmacien peut préparer :

Calomel	1 scrupule.
Eau calcinée . . .	3 onces. Les mêler ensemble.

Avant de panser la plaie, il faut avoir soin d'enlever la matière avec de la charpie, et de la laver ensuite avec de l'eau chaude ; il faut ensuite plonger la verge pendant quelques minutes dans de l'eau, enlever la moiteur avec un morceau de toile, et appliquer la lotion sur un morceau de la même étoffe, que l'on doit conserver humide autant que possible.

Si au bout d'une semaine le chancre n'augmente, ni

ne diminue, il faudra cesser ce remède, et l'on se servira de ce qui suit ; si, en l'appliquant sur la plaie, on ressentait trop de douleur, on pourrait le détremper dans un peu d'eau :

Sulfate de cuivre	3 grains.
Camphre	3 grains.
Eau distillée	1 once.

Les mélanger et puis les passer.

Lorsque le chancre se trouve sous le prépuce, et qu'il est enflammé et enflé de manière à ce qu'il soit impossible d'en retirer la peau pour découvrir le chancre, il faut soigneusement laver la matière avec l'une ou l'autre des préparations indiquées, au moyen d'une seringue, plusieurs fois par jour. *Nous recommandons de changer souvent de remède et de remplir de temps en temps l'ulcère avec de l'onguent bleu*, ou avec toute autre substance pouvant enlever l'action morbifique des parties; mais, dans la majorité des cas, on trouvera le remède indiqué suffisant, si l'on y persévère.

Si le *Bubon* n'a pas trop grandi, on peut le faire disparaître en frottant sur la partie la plus forte de la cuisse au-dessous du bouton, la grandeur d'une féverolle de l'onguent ci-après, ayant soin de faire cette opération pendant dix ou quinze minutes le matin et le soir : l'ESSENCE CONCENTRÉE DÉTERSIVE devra en outre être prise régulièrement pendant une quinzaine et même plus, après la disparition du bubon et suivant les instructions données.

Onguent de mercure fort, une demi once, trente gouttes d'extrait de plomb, le tout bien mélangé.

Si le bubon ne disparaît pas encore, on le laissera mûrir, en discontinuant l'onguent. Un cataplasme chaud de pain et de lait appliqué deux ou trois fois par jour, en hâtera la suppuration et diminuera la douleur. Lorsqu'il est suffisamment mûr, il crèvera de lui-même ; il faut alors en exprimer la matière et essayer d'agrandir l'ouverture en détendant la peau, on y mettra un cataplasme chaud ou on le fomentera d'eau chaude et on y appliquera deux fois par jour, sur l'orifice, de l'onguent mercuriel étendu sur de la charpie. Il faut toujours, avant qu'on ne le panse, exprimer la matière avec soin et douceur et le tenir dans un grand état de propreté. *Le même cataplasme ne doit jamais servir deux fois.* Il n'est nécessaire que d'employer le cataplasme, car le Bubon ne tarde pas à crever ou si l'on ne veut pas de cataplasmes, on pourra y appliquer de l'onguent avec un linge plié quatre ou cinq fois. S'il surgissait des bourgeons charnus, on les fera disparaître en faisant usage de *précipité* rouge mêlé d'onguent. Après en avoir ainsi entretenu la suppuration pendant une quinzaine de jours, on pourra le guérir avec la pommade employée pour dissiper les gonflements. L'Essence dépurative concentrée doit être prise pendant toute cette période ainsi que suit : *trois cuillerées à café dans un peu d'eau trois fois par jour*, et si cela ne suffisait pas pour faire disparaître rapidement les symptômes, l'on doit augmenter la dose et en prendre *quatre cuillerées à café trois fois par jour*. Le malade n'a qu'à suivre les instructions et à prendre l'*Essence*, et il pourra compter sur une guérison complète ; car il n'est jamais arrivé que ce remède ait manqué dans ses effets, quelques graves qu'aient été les symptômes.

Après que le Bubon a été vidé de son contenu, il est nescessaire de prendre une meilleure nourriture, telle que du vin de Porto ou autres vins de cette nature et du Baume cordial de Syriaque en doses régulières *d'une cuillerée à bouche quatre fois par jour.*

Verrues.

Une verrue peut être parfaitement regardée comme une maladie des papilles de la peau qui se couvrent d'une cuticule corrompue, ayant ordinairement une forme cylindrique. Elle paraît sur le prépuce et sur le gland de la verge chez l'homme, et sur les *labia pudendi*, dans l'angle qui existe entre les labia et la partie interne de la cuisse et autour du périnée chez la femme, ainsi qu'autour de l'anus dans les deux sexes.

Les verrues doivent être fréquemment induites à l'aide d'un pinceau, de la composition suivante :

Nitrate d'argent,	1 *scrupule*
Eau distillée,	1 *once.*

Les mêler et les passer.

Ou l'on doit les mêler avec de la

Racine de Tormentille	1/2 *once*
Eau bouillante	3 *onces,*

Les réduire ensemble à la valeur de deux onces, et ensuite les passer.

Eruptions vénériennes sur la figure et sur la peau.

Ces affections éruptives sont produites par une irritation spécifique ou par une disposition particulière de la constitution, qui tôt ou tard donnent naissance à une foule de phénomènes, d'une apparence singulière, et très-difficiles à guérir en ce qu'ils disparaissent fréquemment pour ensuite reparaître. Elles rendent la peau épaisse, rugueuse et inégale, la physionomie prend une teinte livide et quelquefois couverte de taches rougeâtres; brunâtres ou cuivrées, s'étendant du front à la poitrine, entre les épaules et même jusqu'aux paumes de la main ; l'haleine devient fétide et les dents ne tardent pas à être atteintes. L'apparence générale de l'éruption est celle de tâches scorbutiques de la grosseur de paillettes, ayant une teinte livide, brune ou cuivrée, s'élevant par fois au-dessus de la surface de la peau ; la surface, malade quelque temps après l''apparence de ces dernières, devient très-rugueuse, et des écailles blanches s'en détachent, en laissant à leur place une légère cavité.

La manière dont se présente l'éruption est sujette à varier ; et au lieu d'offrir le caractère que nous avons décrit, nous voyons la figure et le nez couverts de boutons, de dartres et de concrétions sébacées, qui en mûrissant deviennent très-ennuyeux et suppurent souvent ; ils continuent ainsi à offrir ce même caractère pendant un temps assez considérable ; les plus gros boutons creusent toujours jusqu'à ce que la cavité qu'ils ont formée rejette sa croûte et dégénère en véritable ulcère, dont coule une matière liquide et âcre mêlée de sang ; en d'autres moments, il en sort des excroissances aqueuses et difformes, accompagnées d'une forte démangeaison et d'une ulcération écailleuse ; la figure est quelquefois couverte de ces symptômes. (Voy. pl. 17, 18, 22 et 23.) Non-seulement l'haleine devient fétide, mais encore les autres excrétions sont aussi affectées par cette action putride et émettent une odeur très-désagréable. Avant que ces éruptions, les écailles et la lividité de la physionomie ne reparaissent, le malade se sent souvent faible et près de s'évanouir ; il éprouve une langueur inexprimable et de la mélancolie, un manque de forces, des nuits sans sommeil, une sensation de tension douloureuse dans les os, comme s'ils étaient serrés par une corde. Quoique à cette période les os soient évidemment atteints, cependant la douleur n'est jamais aussi aiguë que dans les affections vénériennes qui s'attaquent principalement à ces parties du corps.

PLANCHE 17 LAMINA 17 TAVOLA 17

PLATE 17.

fig 1.

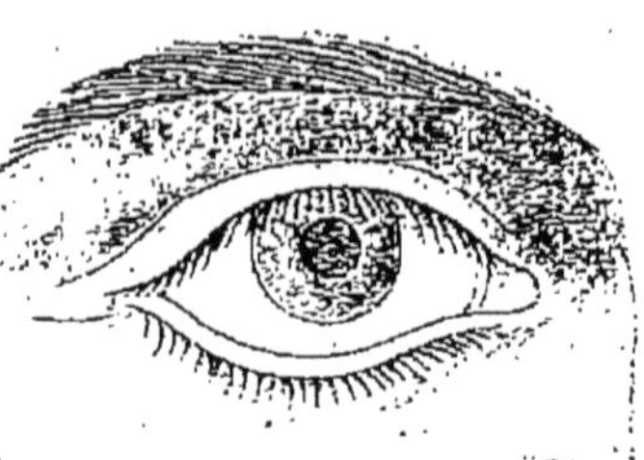

The Eye previous to disease.

fig 2.

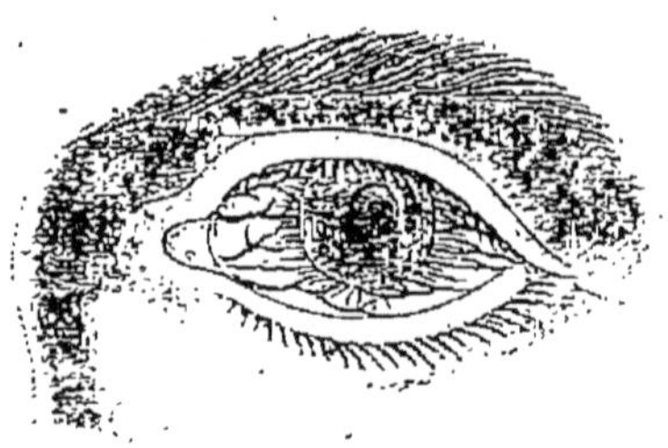

Syphilis in the Eye.

fig 3

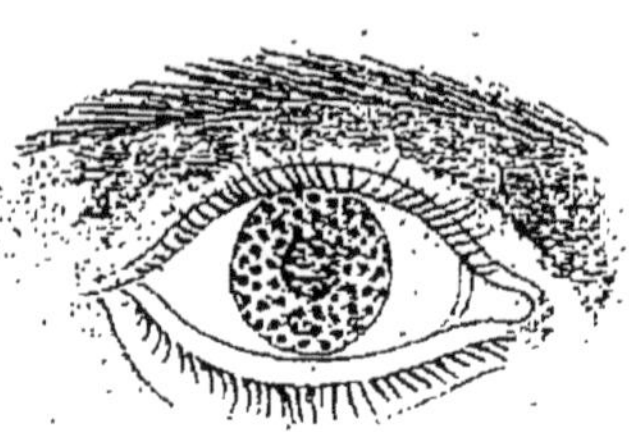

Secondary symptoms in the Eye

fig 4.

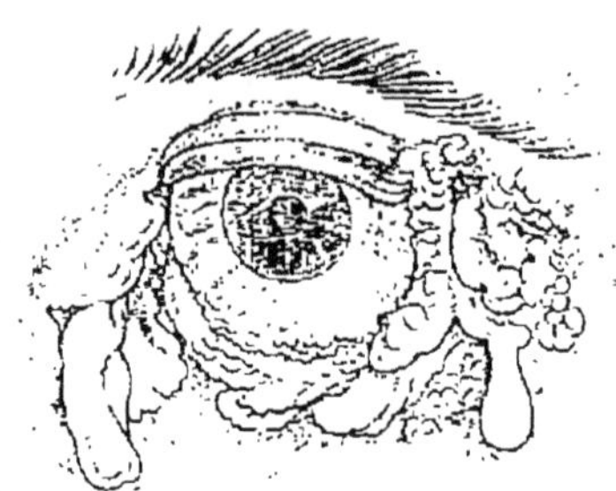

Destruction of the Eye through Syphilis.

fig 5.

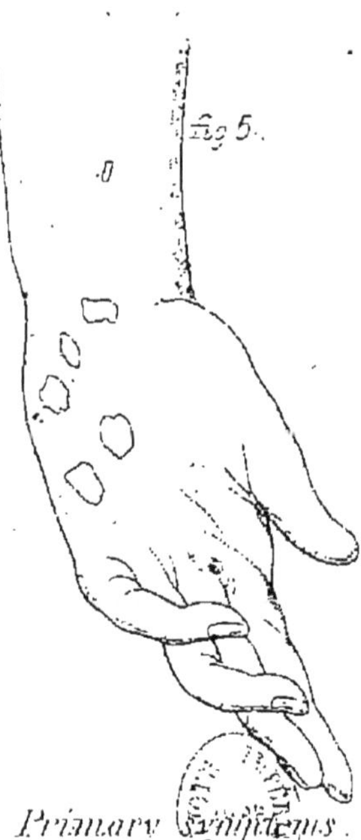

Primary symptoms.

fig 6.

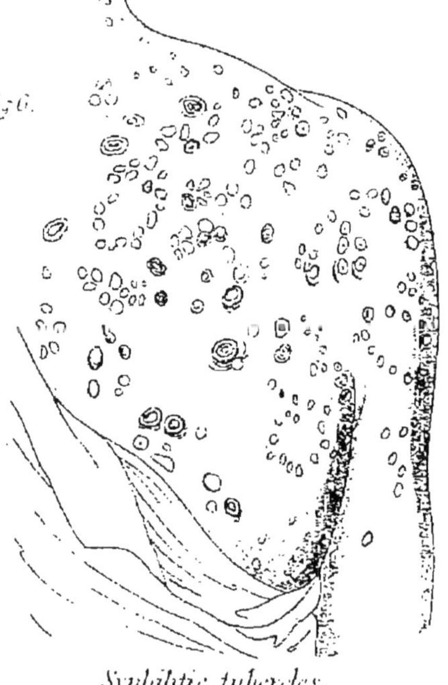

Syphilitic tubercles.

fig 2. Ophthalmie siphilitique fig 3. L'œil affecté par les simptomes secondaires fig 4. Destruction de l'œil par la syphilis fig 5. Symptomes primaires fig 6. Tubercules syphilitiques

fig 2. Ottalmia Sifilitica fig 3. L'occhio affettato dai sintomi secondari fig 4. Distruzione della occhio dalla sifilide fig 5. Sintomi primarii fig 6. Tubercoli sifilitici.

fig 2. Oftalmia Sifilitica fig 3. El ojo afectado por los sintomas segundarios fig 4. destruccion del ojo por la sifilis fig 5. Sintomas primitivos fig 6. Tuberculos sifiliticos.

PLANCHE 18. LAMINA 18. TAVOLA 18.

PLATE 18.

fig 1.

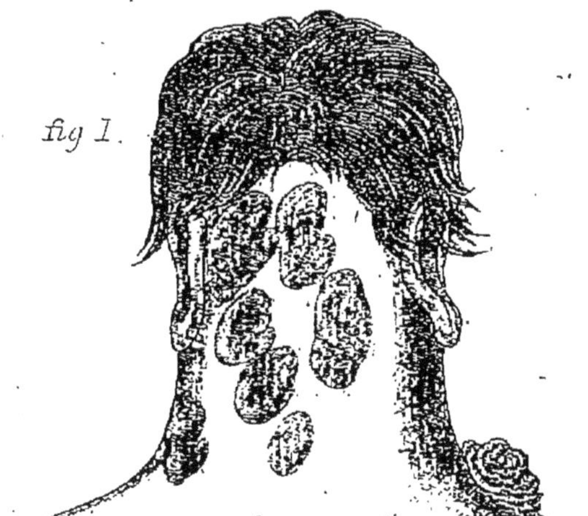

Venereal eruptions on the skin.

fig 2.

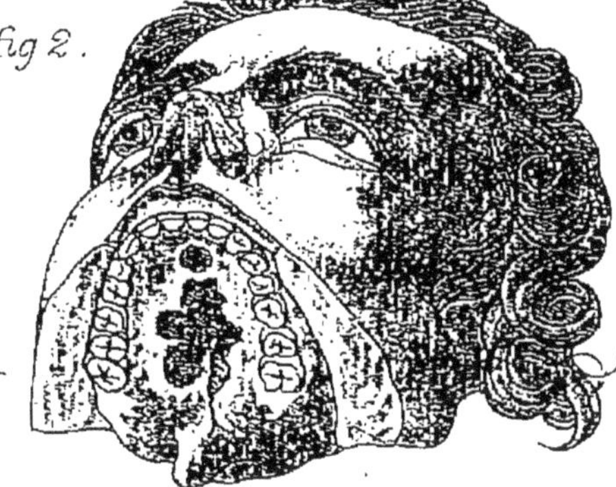

Destruction of the Palate.

fig 3.

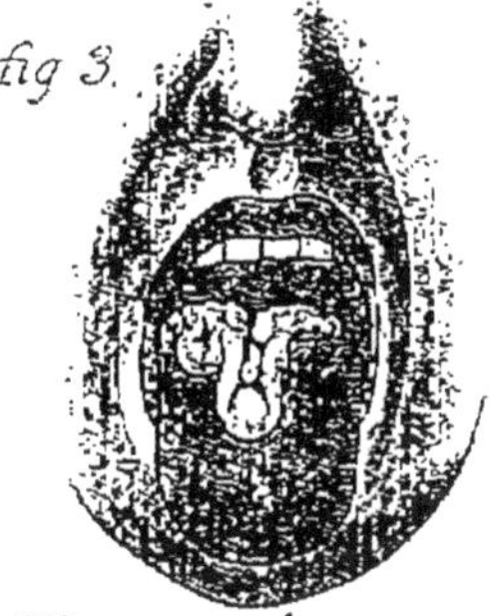

Ulcers on the tongue.

fig 4.

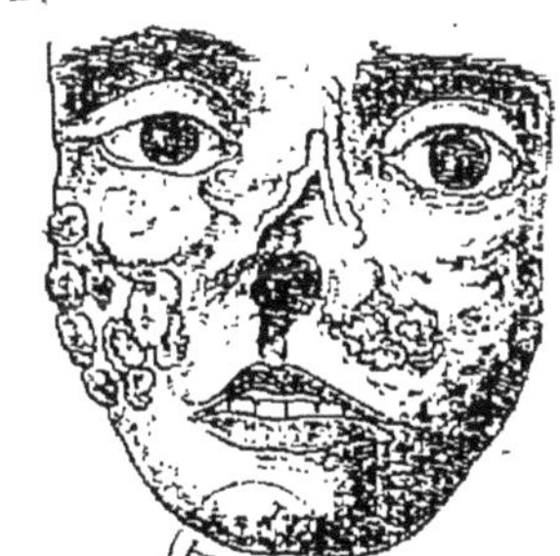

Destruction of the Nose.

fig 5.

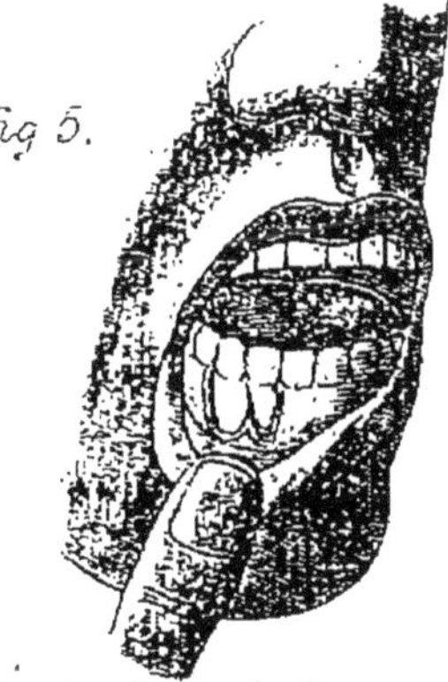

Caries in the teeth, from syphilis.

fig 1. Erupciones Venereas sobre la piel fig 2. Destruccion del Paladar fig 3. Ulceras sobre la lengua fig 4 Destruccion de la Nariz fig 5. Caries sobre los Dientes ocasionados por la sifilis.

fig 1. Eruptions Veneriennes sur la peau fig 2. Destruction du Palais fig 3. Ulceres sur la langue fig 4. Destruction du Nez fig 5. Caries sur les Dents occasionnées par la syphilis

fig 1 Eruzioni Veneree sulla pelle fig 2 Distruzione del Palato fig 3. Ulcere sulla lingua fig 4. Distruzione del Naso fig 5. Carie sui Denti occasionate dalla sifilide

Suivant les sensations éprouvées par le malade, la douleur à cette époque semble plutôt établie à la surface externe que dans le corps de l'os. Le sommeil ne procure ni repos ni forces ; une sensation désagréable régne partout le corps qui est presque toujours dans un grand état de maigreur.

Il faut éviter les boissons chaudes, se vêtir fraîchement et légèrement et prendre un exercice modéré au grand air, accompagné d'une nourriture fortifiante.

L'ESSENCE DÉPURATIVE CONCENTRÉE doit être prise régulièrement, suivant les *instructions générales* ainsi qu'une demi-pinte de la potion suivante, matin et soir, jusqu'à ce que les éruptions aient entièrement cessé.

Prendre quatre onces de Salsepareille et deux litres d'Eau qu'il faudra réduire à trois pintes et que l'on passera ensuite; l'addition de deux cuillerées à bouche du BAUME CORDIAL DE SYRIAQUE à chaque dose de Salsepareille, tendra à opérer une réaction et à renouveler la vigueur du système en purifiant le sang dans sa circulation générale, et facilitera ainsi la guérison.

Quand les éruptions vénériennes sont sèches et écailleuses, la lotion suivante doit être appliquée deux fois par jour :

Oxymuriate de Mercure.........	2 grains.
Acide Muriatique................	4 gouttes.
Emulsion d'Amendes amères....	7 1/2 onces
Essence simple de Lavendre.....	2 drachmes.

Mal de Gorge vénérien.

Le mal de gorge vénérien n'est d'abord accompagné d'aucune douleur. L'on commence à sentir un léger picottement ou une irritation, qui n'est quelquefois qu'une sensation désagréable éprouvée en évacuant ; en examinant la gorge, l'on aperçoit l'ulcération qui présente des ulcères d'un aspect tout particulier ; ceux-ci sont d'une forme conique souvent très-profonde et attaquent ordinairement la partie de la gorge appelée Amygdales ou Tonsilles. De chaque côté, ces ulcères sont couverts d'une croûte corrompue de matière blanche et épaisse semblable au saindoux ou plutôt au fromage, et enfin l'enrouement, une haleine corrompue, etc. en sont les suites.

Non-seulement la gorge, mais encore toutes les parties de la bouche peuvent quelquefois être le siége d'ulcères vénériens quoique la langue et le palais soient le plus fréquemment attaqués. Un point couleur de cuivre, à peu près entre le tétin et le milieu du palais en est le premier signe. Ce point devient enfin ulcéré et fait des progrès rapides en dimension et en profondeur. (Voy. pl. 18, fig. 1.) La guérison du mal de gorge vénérien ne peut être opérée qu'en prenant graduellement, l'ESSENCE DÉPURATIVE CONCENTRÉE, en doses de trois cuillerées à café dans un peu d'eau, soir et matin. L'on doit continuer ce traitement jusqu'au complet rétablissement de la gorge ; après quoi il est nécessaire de prendre pendant au moins deux mois, du BAUME CORDIAL DE SYRIAQUE. Mais pour aider à l'effet de ces médicaments, pour arrêter les progrès de l'ulcération et pour empêcher la destruction de la partie molle du palais, il est nécessaire d'employer des gargarismes. Celui que nous allons donner est un des meilleurs :

Essence de poivre de Cayenne..... 30 *gouttes.*
Acide muriatique................ 15 id.
Infusion de roses............... 6 *onces.*

La gorge doit être gargarisée trois ou quatre fois par jour ; *il faudra surtout avoir soin de n'avaler aucune partie du liquide.*

Affections des Os.

Les affections des os dans le syphilis (se faisant sentir après que les premiers symptômes ont disparu) sont quelquefois prises pour des rhumatismes, la goutte, le lombago et sont souvent le signe de la continuation de l'action du poison syphilitique ou du virus, non-seulement après que les plaies locales se sont cicatrisées, mais encore lorsque l'ulcération de la gorge et les pustules éruptives de la peau ont disparu. On serait tenté de croire qu'il y a un certain ordre dans les parties atteintes et que la construction solide des os, ainsi que les fibres, sont les dernières à souffrir.

Les syptômes qui dénotent la maladie sont les suivants : Le patient éprouve vers le soir une sensation douloureuse et fatiguante dans les os, qui dégénère plus tard en nodus. Au bout de quelques jours, une enflure paraît dans la soirée et disparaît le lendemain matin, ce gonflement est très-sensible et très-douloureux la nuit, mais le matin, il est à peine perceptible, et la sensibilité en est passée. A cette époque le périote devient aussi affecté ; mais lorsque l'inflammation a duré quelque temps, l'os se corrompt et s'agrandit. Les os longs, tels que les tibias et les clavicules sont les parties qui sont les premières atteintes, lorsqu'il se forme des nodus. Ceux-ci surgissent quelquefois sur le crâne, et là le virus, comme dans d'autres cas,

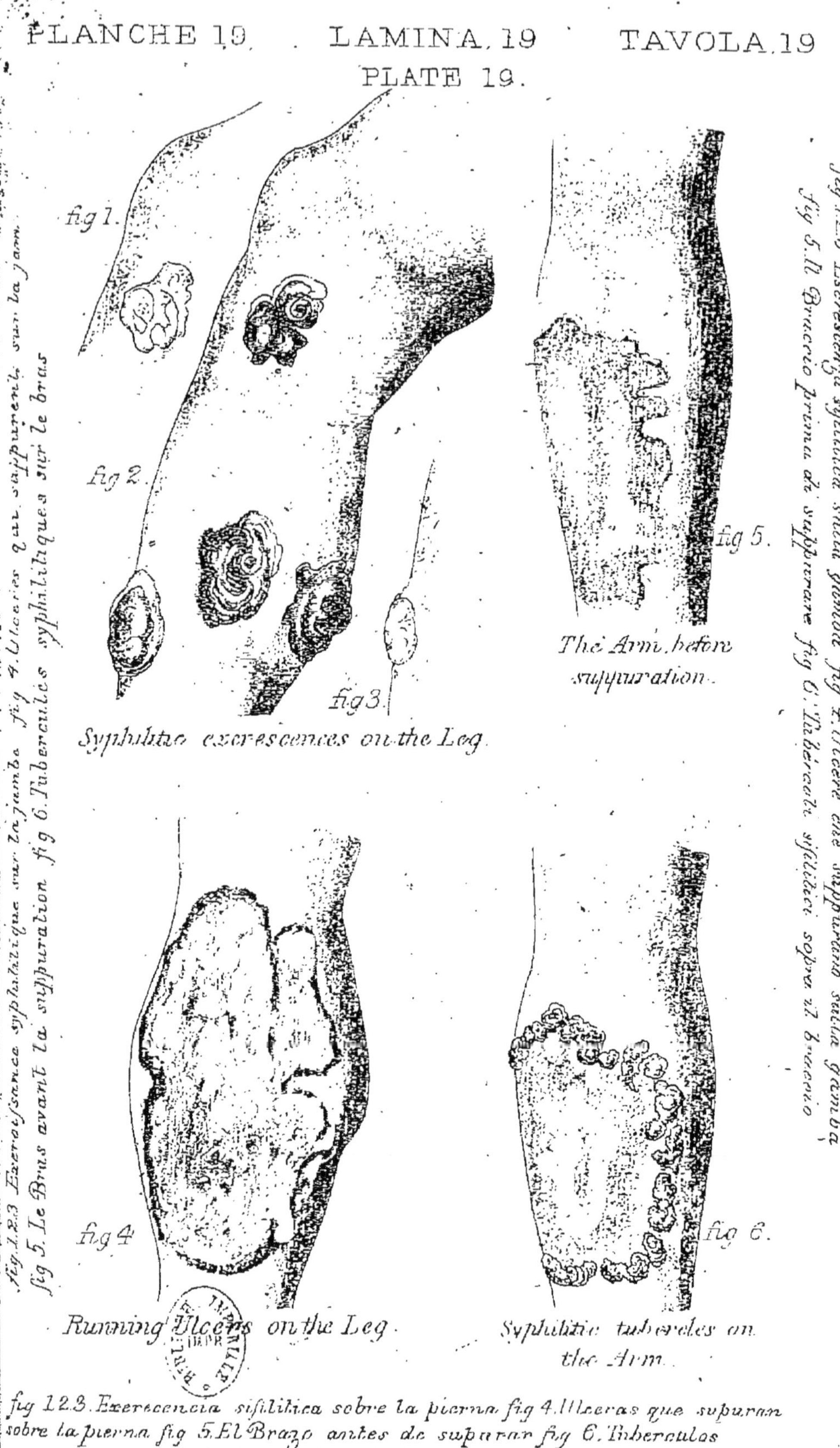
PLANCHE 19. LAMINA 19 TAVOLA 19
PLATE 19.
fig 1.
fig 2.
fig 3.
Syphilitic excrescences on the Leg.
fig 5.
The Arm before suppuration.
fig 4
Running Ulcers on the Leg.
fig 6.
Syphilitic tubercles on the Arm.
fig 1.2.3 Excroissance syphilitique sur la jambe fig 4. Ulcères qui suppurent sur la jamb
fig 5. Le Bras avant la suppuration fig 6. Tubercules syphilitiques sur le bras
fig 1.2.3 Escrescenza sifilitica sulla gamba fig 4. Ulcere che suppurano sulla gamba
fig 5. Il Braccio prima di suppurare fig 6. Tubercoli sifilitici sopra il braccio
fig 1.2.3. Excrecencia sifilitica sobre la pierna fig 4. Ulceras que supuran sobre la pierna fig 5. El Brazo antes de supurar fig 6. Tuberculos sifiliticos sobre el brazo

PLANCHE. 20 LAMINA. 20 TAVOLA. 20

PLATE 20.

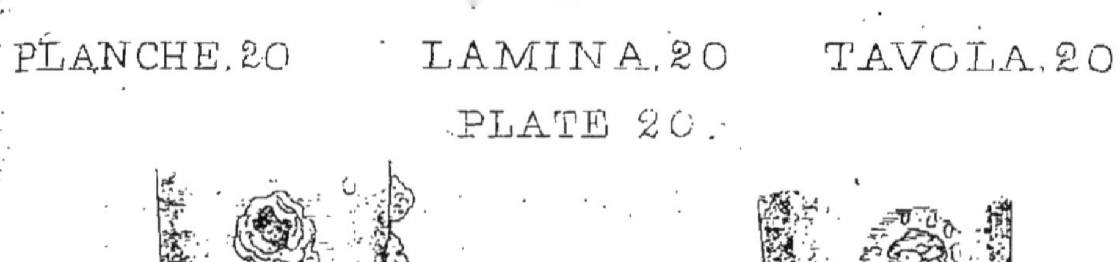

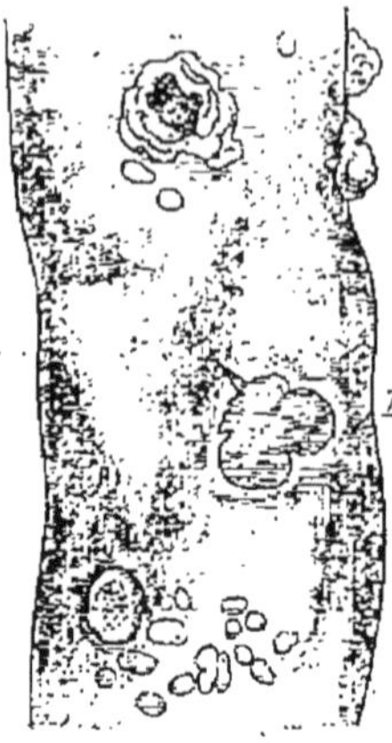

fig 1. 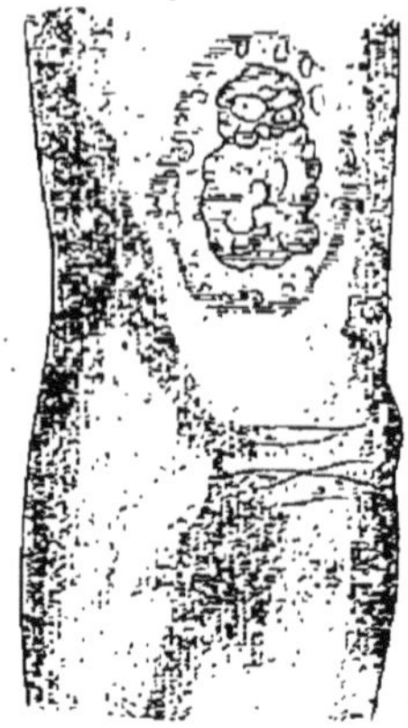 fig 2.

Venereal eruptions, after suppuration.

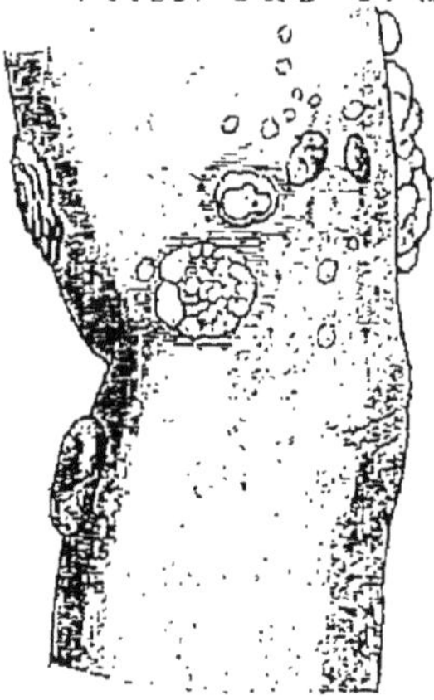

fig 3. 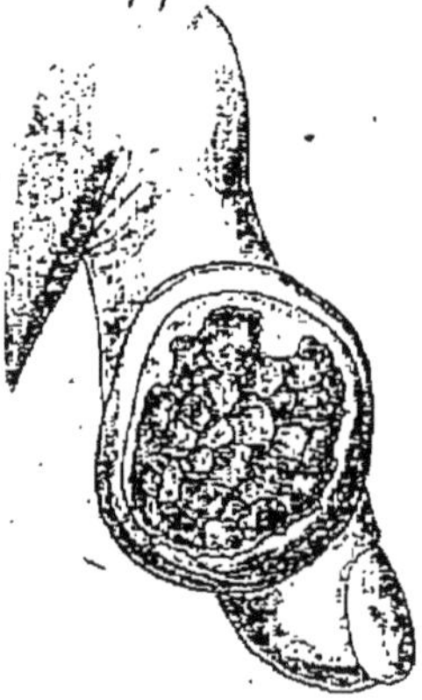 fig 4.

fig 5.

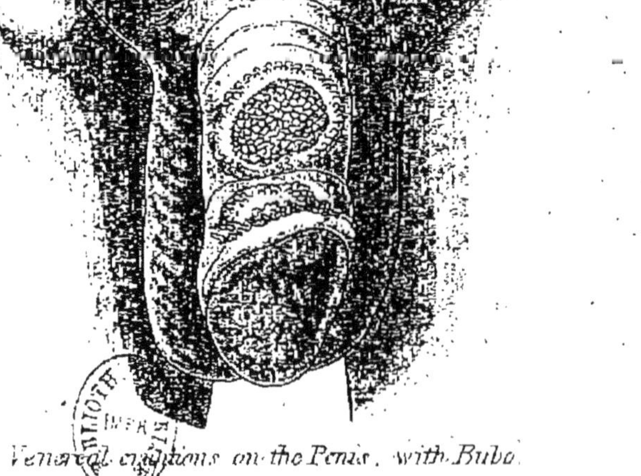

Venereal eruptions on the Penis, with Bubo.

fig 5. Eruptions vénériennes sur le Pené avec Bubons

fig 5. Eruzioni veneree sul Pene con Bubbone

fig 5. Erupciones venereas sobre el Pene con Bubones

a une action funeste et entraîne la destruction des os par la suppuration et l'exfoliation.

On doit alors avoir recours au remède suivant.

Trois cuillérées à bouche d'ESSENCE DÉPURATIVE CONCENTRÉE dans une petite tasse d'eau deux fois par jour, et baignez fréquemment les parties affectées avec la composition suivante :

Ether sulphurique	*une once.*
Liniment de camphre composé...	*une once.*
Acetate de morphine...........	*deux grains.*

Plaies et Ulcères vénériens.

Ces plaies doivent être fréquemment pansées avec l'*Eau noire* prescrite pour les chancres, ou si l'on veut, *la pommade destinée aux Bubons* peut être appliquée deux fois par jour, en ayant soin de l'étendre sur de la charpie, soit pure, soit mêlée avec du saindoux afin d'en mitiger la force.

Dans l'emploi de toutes les applications locales faites aux éruptions syphilitiques, il faut se rappeler qu'elles ne sont que d'une utilité secondaire, car elles sont presque sans effet si elles n'accompagnent pas l'ESSENCE DÉPURATIVE CONCENTRÉE.

La corruption vénérienne peut s'étendre au fœtus qui dans ce cas est, ce que l'on appelle, affecté héréditairement : Ces enfants, à leur naissance ou peu de temps après, offrent des symptômes qui en progressant présentent tous les caractères du mal syphilitique : les uns sont couverts de points couleur sombre de cuivre dans les diverses parties des organes de la génération : Quelques uns sont excoriés et ont des ulcérations d'un mauvais aspect mais peu profondes ; d'autres souffrent d'ulcères autour de la bouche, des lèvres et du nez ; les yeux sont atteints d'un écoulement muco-purulent ; les oreilles et enfin tous les organes ou plutôt tout le système est affecté ; l'enfant souffre beaucoup par le nez en respirant, il est faible et chagrin et s'épuise insensiblement. Ses joues deviennent de jour en jour pâles et il a l'air malsain ; il souffre de l'estomac, des entrailles, et ordinairement du canal alimentaire ; les glandes mésentériques, les poumons, le foie, tout est dérangé ; aucune partie ou aucun organe ne fonctionne régulièrement et le système animal est totalement désorganisé ; l'enfant vit, il est vrai, mais il mène une existence misérable et chétive. Si la force animale est assez grande pour vaincre ces affections, et que l'enfant puisse passer la période de l'enfance, le mal devient alors chronique et il se tourne en longueur ; et si cette terrible affection se dirige vers les poumons, le mésentère et les viscères internes, ainsi que vers leurs parties dépendantes, elle se fixe avec ténacité, sur la moëlle épinière et offre alors le caractère plus formé mais non moins certain, de scrofules.

Ainsi cette maladie terrible passe d'un dégré à l'autre, jusqu'à ce que le malheureux, affaibli et tourmenté par des attaques répétées, devienne de bonne heure la victime des fautes de ses parents.

Il est essentiellement nécessaire aux personnes qui se destinent au *mariage* et qui ont eu le malheur dans leur jeunesse d'être affectées d'une de ces maladies, de suivre auparavent un traitement au moyen de l'Essence dépurative concentrée, car l'on peut, faute de ces précautions, créer une source de malheurs pour la femme et l'enfant. Il faut bien se souvenir que *là ou la fontainc est trouble, le courant qui en découle ne peut être pur.*

Propreté.

Pendant le traitement de chaque espèce de mal vénérien, il est indispensable d'observer une propreté constante. Sans ce soin, l'on a non-seulement à subir les désagréments de la malpropreté, mais encore il est avéré que l'absorption du virus qui doit avoir lieu dans ce cas, tend à aggraver le mal dont nous voulons effectuer la guérison au moyen de nos médicaments.

Observations

SUR LES EFFETS DU MERCURE

EMPLOYÉ

dans le traitement de la Syphilis ou vérole, avec des instructions pour la traiter.

Parmi tous les désordres du corps humain, il n'y en a aucun qui ait éludé l'habileté des médecins plus que la Syphilis ; et, si nous considérons le traitement général de cette maladie dans toutes ses formes variées, nous ne pouvons que déplorer la grande mortalité causée par ce

PLANCHE. 21 LAMINA. 21 TAVOLA. 21

PLATE 21.

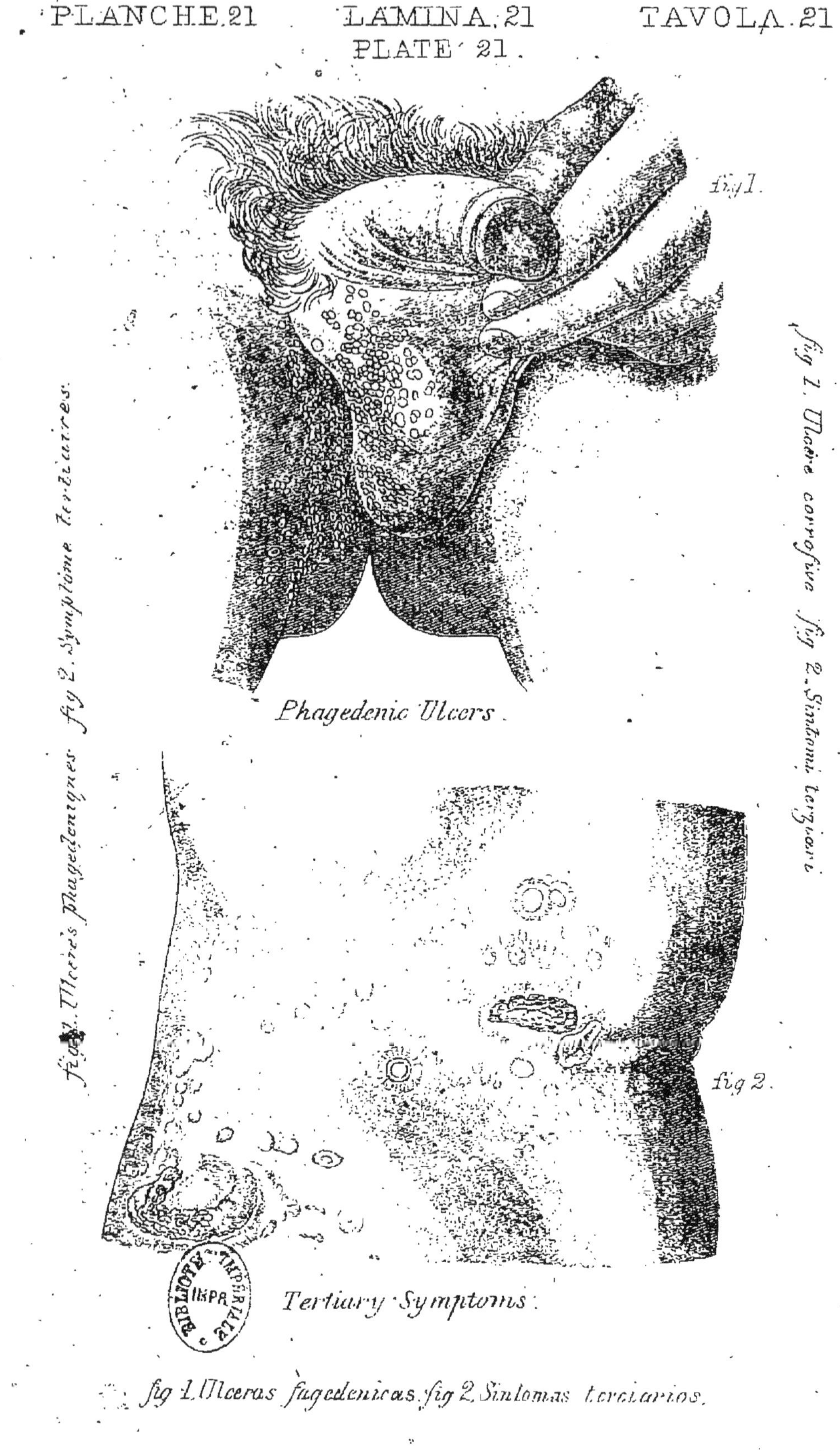

fig 1. Ulcères phagédéniques fig 2. Symptômes tertiaires.

fig 1. Ulcere corrosive fig 2. Sintomi terziari

Phagedenic Ulcers.

Tertiary Symptoms.

fig 1. Ulceras fagedenicas. fig 2. Sintomas terciarios.

PLANCHE.22. LAMINA.22. TAVOLA.22.

PLATE 22.

Syphilis ou Verolle

Sifilide o Morbo gallico

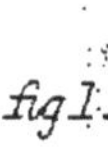

fig 1.

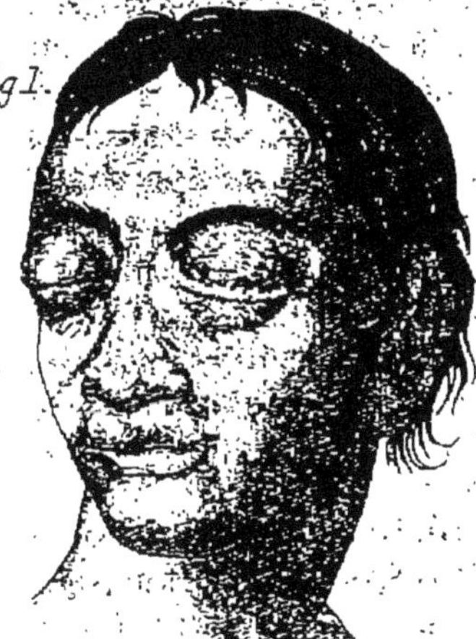

Gonorrhoeal Opthalmia.

fig 2.

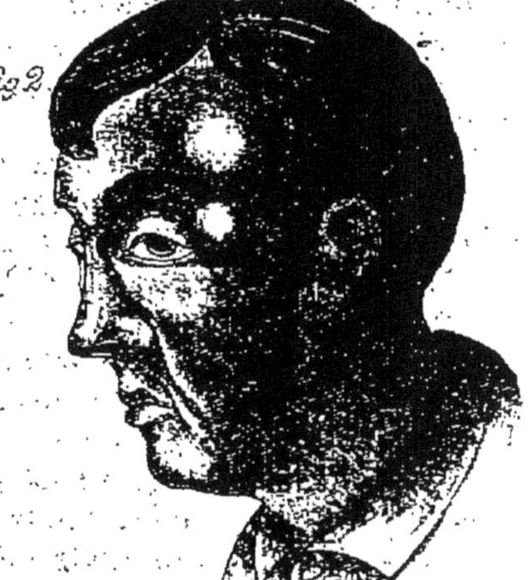

Nodes on the frontal bone.

fig 3.

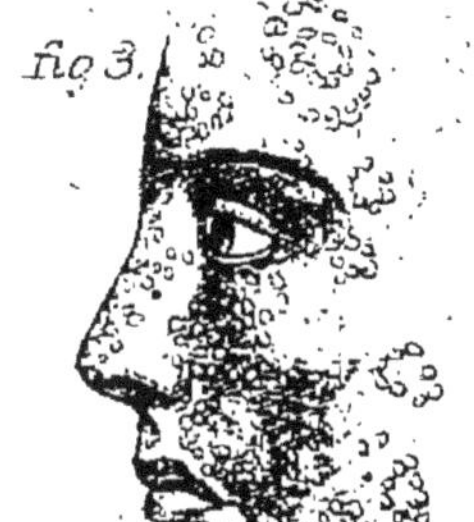

Syphilitic pustules on the Face.

fig 4.

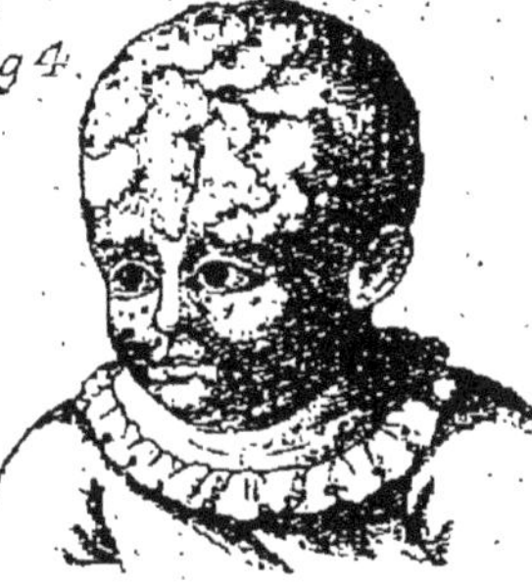

Venereal taint in the Offspring.

fig 5.

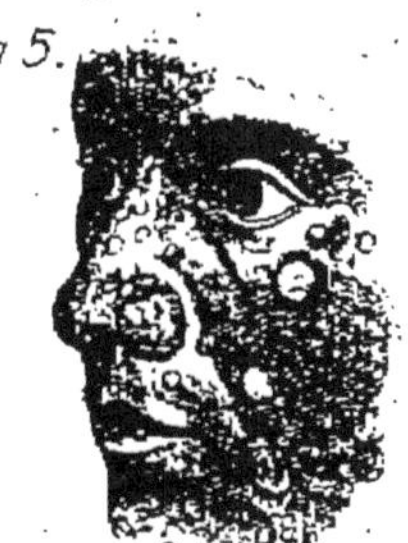

Venereal eruptions, after suppuration.

fig 6.

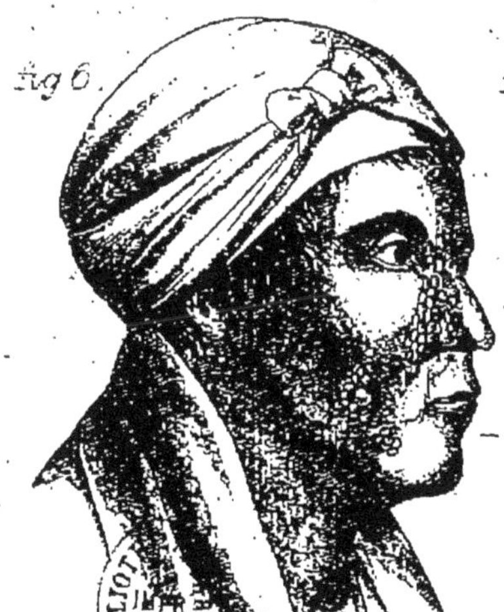

Syphilitic pustules, previous to the Nose being destroyed.

fig 7.

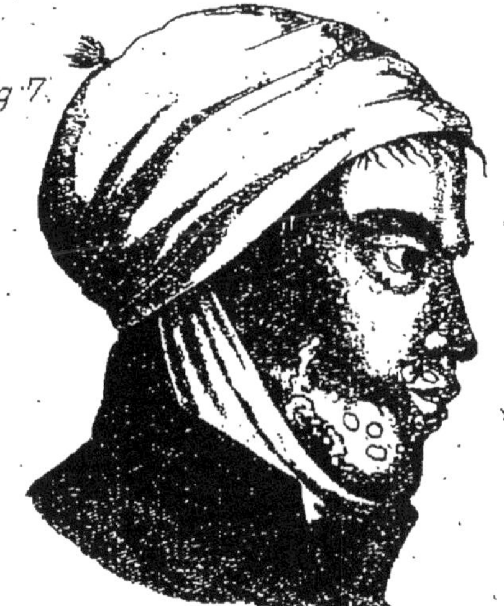

Venereal eruptions after suppuration.

Sifilis ú Viruela.

poison que l'on appelle mercure, et qui est généralement employé par les médecins dans les maladies vénériennes. Le sang dans le système se trouve *empoisonné*, et, en passant par les artères et les veines, y transplante les germes de la maladie. Le sang infecté se porte au cœur qui se trouve de cette manière corrompu ; il passe après aux poumons; bref, tout organe à travers lequel il passe, devient malade. Dans de pareils cas, les médecins ont jusqu'à présent pris pour habitude, de ne point délivrer le système du poison qui détruit petit à petit le malheureux souffrant, mais ils ont adopté un traitement aussi incompatible avec la vraie théorie que contraire à l'humanité et au sens commun.

Des médecins ont imaginé d'administrer des drogues pour contrecarrer les effets du virus qui circule dans les veines. Mais au lieu d'atteindre le but qu'ils s'étaient proposé, ils n'ont fait qu'introduire dans le système d'autres poisons sous la forme du mercure, de l'arsenic, etc. Et quelles sont les conséquences de ce traitement aussi contre nature qu'inhumain ? Le malheureux malade en retire des caries dans les os, des éruptions cuivrées sur tout son corps, des plaies sur son cou et des traits défigurés. (Voy. gravure, 23, fig. 6 et gravure 24, fig 2 et 3.)

Les crânes pourris que l'on trouve dans les musées d'anatomie et tous les autres beaux échantillons d'os malades que l'on trouvait autrefois en si grande quantité dans nos hopitaux, n'étaient généralement que le produit du mercure. L'usage téméraire du MERCURE a causé des malheurs infinis. Sous le prétexte qu'il n'est qu'un antidote, les malheureux pensent qu'ils n'ont qu'à s'en rassasier pour leur guérison... Erreur fatale ! Des miliers de personnes perdent la vie par les funestes effets du mercure ou bien leur constitution en est tellement gâtée et les fonctions de la nature si détériorées, que le reste de leur vie est peu préférable à la mort.

Les maladies qui nous occupent sont redevables de leurs funestes résultats, soit à la négligence, soit à l'ignorance. A son commencement, le mal est toujours local et facile à guérir, mais lorsqu'il est négligé ou traité improprement, une simple affection locale peut se convertir en une maladie fatale et incurable. N'est-ce pas malheureux de voir un jeune homme, l'espoir de son pays et le chéri de ses parents, exclu de toutes les jouissances de la vie par quelques moments d'inattention et par un mal qui, de sa nature, ne serait pas fatal, s'il n'eut été impropremtent traité! On doit toujours diriger son attention au mal dès sa naissance et y appliquer promptement un remède sûr et radical. Mais afin d'empêcher toute conséquence dangereuse provenant de ce mal et pour la déraciner en cas d'existence, l'ESSENCE DÉTERSIVE CONCENTRÉE offre un remède certain. Que de personnes ont dû la vie à ce remède, que de souffrances n'a-t-il fait cesser, tandis que tous les autres moyens n'avaient pas réussi. On doit bien comprendre que l'accomplissement d'un objet si précieux n'a pas été le simple résultat de la chance, mais seulement le fruit de recherches longues et infatigables de ce mal et de ses conséquences, ainsi que des remèdes propres à le surmonter. Il n'y a pas de théorie qui puisse être portée à la perfection par l'étude seulement; la réflexion peut engendrer l'idée, mais la pratique seule peut en prouver l'efficacité. Rien ne démontre mieux, dans les traitements, les avantages qui dérivent d'un médicament quelconque, que les nombreux essais et une longue expérience. La vérité, ici comme partout ailleurs, triomphe de tous les obstacles et se fait jour à travers les nuages de l'empirisme;

Magna est veritas, et prevalebit,

et c'est ainsi que l'on arrive à démontrer les opérations efficaces et les résultats de nos remèdes qui n'ont besoin que d'être connus pour que leur valeur et leur utilité soient justement appréciées.

Il est inutile de dire que l'on attendrait en vain un heureux résultat de ces remèdes, si l'on n'observait pas une régularité constante dans leur usage; car si l'on prenait une dose ou deux pendant quelques jours, et si l'on discontinuait après, on n'en ressentirait aucun effet salutaire.

Lotion préservative de Perry.

Les détails contenus dans le chapitre précédent sur la cause, la nature, les symptômes et les progrès des maladies vénériennes suffiront à démontrer la peur qu'elles inspirent à la plupart des hommes, et qui fait qu'ils préfèrent de se livrer à la masturbation plutôt que de s'exposer aux maux provenant d'une copulation impure.

Il est certain que la jeunesse, de peur d'être atteinte du mal vénérien, et pour éviter les discordes de famille qui peuvent en dériver, ou bien guidée par des mauvais exemples, se livre à une passion qui, comme nous l'avons démontré, est également condamnée de Dieu et des hommes,

PLANCHE.23 LAMINA 23 TAVOLA.23

PLATE 23.

fig 1.

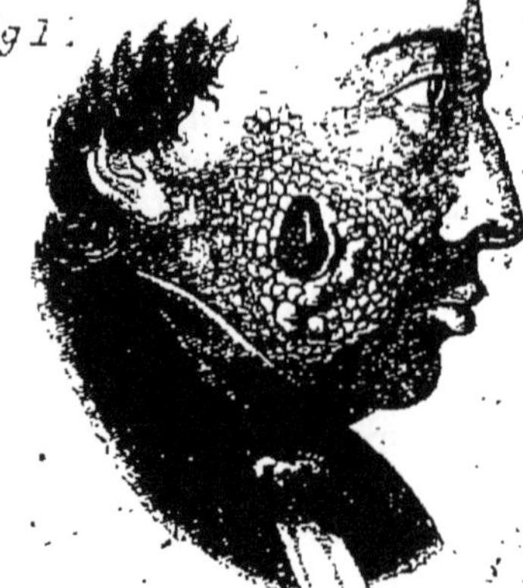

Caries in the Cheek bone.

fig 2.

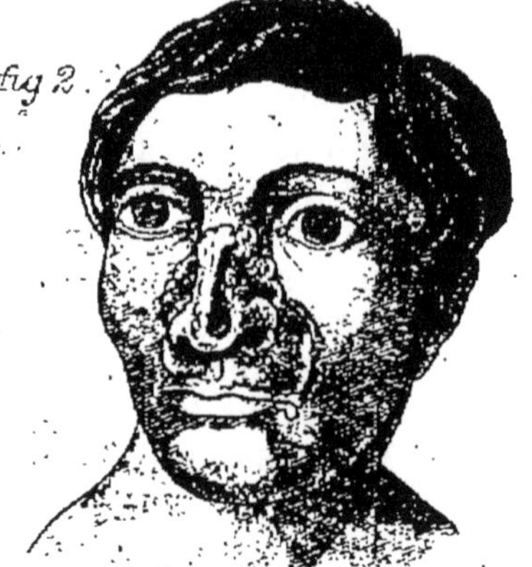

Caries in the Nose.

fig 3.

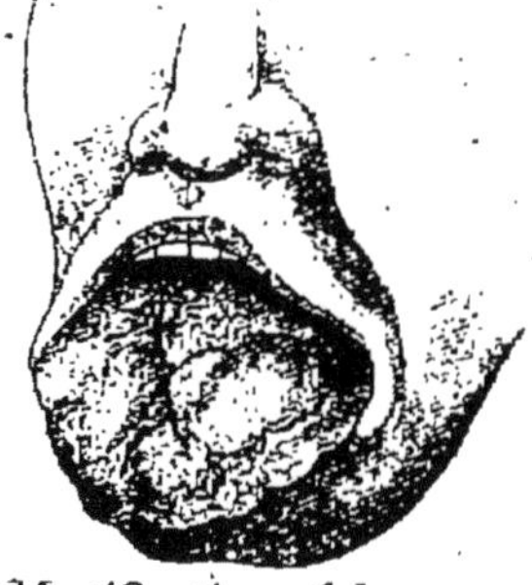

Mortification of the tongue.

fig 4.

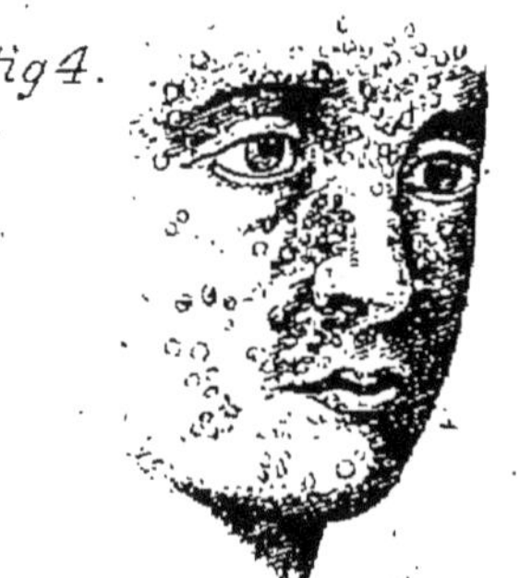

Syphilitic pustules on the Face.

fig 5.

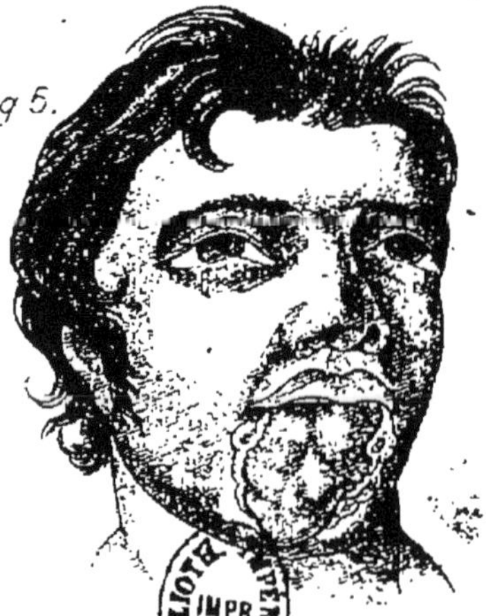

Ulcers in the tongue previous to mortification.

fig 6.

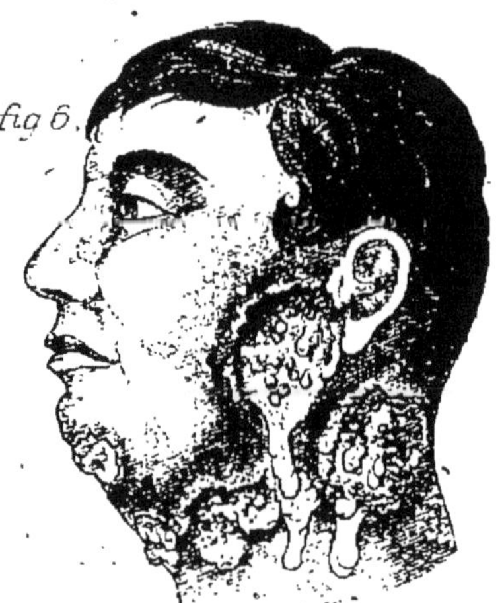

Deep seated Ulcers in the Neck & throat.

Syphilis ou Verolle

Sifilide o Morbo gallico

Sifilis ù Viruela

PLANCHE.24. LAMINA 24 TAVOLA.24

PLATE 24.

Syphilis ou Verolle

Sifilide o Morbo gallico

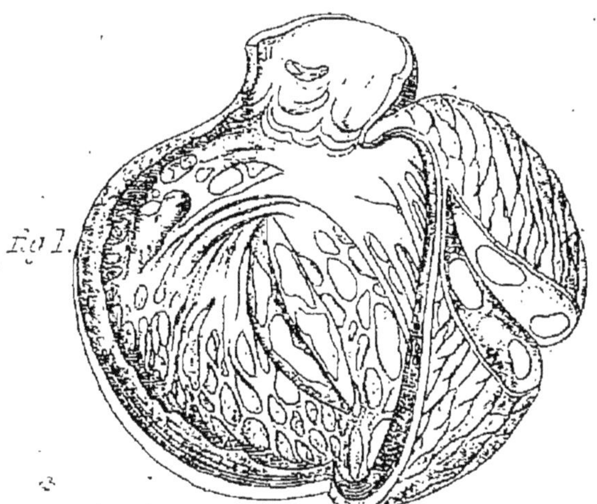

Chancres in the Heart

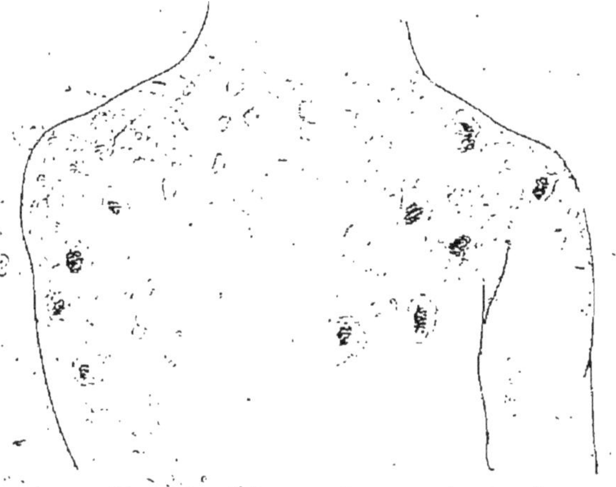

Venereal pustules on the back.

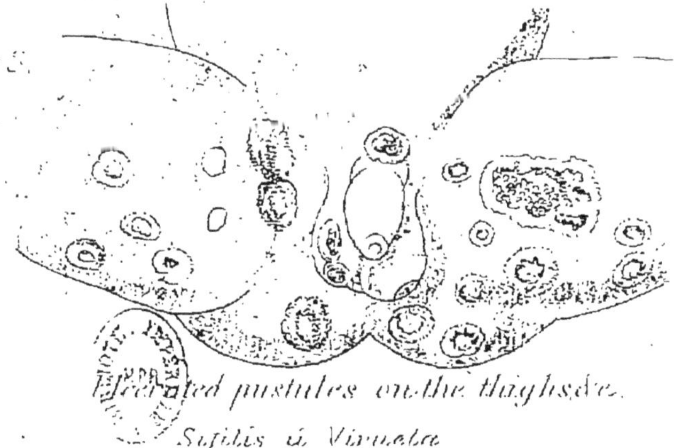

Ulcerated pustules on the thighs &c.

Sifilis ó Viruela

et qui ne peut manquer de produire une longue série de maux d'esprit et de corps, et de causer une vieillesse prématurée, la décadence et souvent la mort.

Bien des jeunes gens, arrivés à l'âge viril, allèguent souvent la nécessité (supposée) de commettre l'acte sexuel pour entrer dans l'état de mariage. Mais quoique ce dernier ne saurait être trop recommandé, il n'en résulte cependant pas que tout homme y soit préparé et capable de l'adopter. Les circonstances pécuniaires doivent aussi être prises en considération ; un jeune homme pourrait, étant seul, mener une vie agréable, remplie d'aisance, ou pourrait même s'en passer, mais il serait malheureux s'il était forcé de faire partager sa misère à une autre, et de l'exposer à des privations et à des souffrances continuelles. D'autres jeunes gens, au contraire, s'abstiennent du mariage de peur d'avoir trop tôt une famille nombreuse ; d'autres encore en sont retenus par des raisons de famille; bref, il serait à n'en plus finir si on voulait énumérer toutes les raisons qui empêchent tant de jeunes gens de se marier.

Que doivent-ils donc devenir ceux-ci? Doivent-ils endurer l'excitation de leurs passions produite par l'état naturellement étendu des réservoirs à semence et des vaisseaux séminifères, tandis que les testicules secrètent continuellement de la semence? Doivent-ils, disons-nous, rester dans un état d'excitation continuelle, et chercher à étouffer leur passion par des principes moraux, sachant qu'une pratique modérée des plaisirs sexuels serait profitable aux facultés du corps et de l'esprit? Doivent-ils se soumettre à cette condition du système, ou doivent-ils donner libre cours à leurs passions et courir le risque d'être infectés, ou bien recourir à l'affreux vice qui détruit complètement les forces du corps et de l'esprit?

Les ressources de la médecine interviennent heureusement dans ce cas et délivrent ces personnes de cette situation incertaine. Quoique le rapport sexuel en dehors du mariage soit par lui-même un mal et un péché, il est cependant moins inique que le vice de l'onanisme. De ces deux maux nous voudrions dire : Choisissez le moins grand ; mais ici ils rencontrent en chemin la pierre de la contagion qui les fait broncher.

La peur d'être atteints de gonorrhée ou chaude-pisse et de syphilis empêchent alors beaucoup de personnes de se livrer à l'exercice modéré des rapports sexuels, et les pousse à commettre le crime de la masturbation. C'est un état de choses affreux à contempler, et le mal est d'autant plus grand que dans les rapports inconsidérés de la jeunesse de nos grandes villes, et de belles mais frêles Messalines se promenant dans nos rues, les précautions les plus grandes, employées avant l'acte, ne suffiraient pas à en écarter tous les dangers. En effet, la femme peut communiquer le mal sans qu'elle en soit momentanément atteinte, si, quelques instants auparavant, elle avait eu des rapports avec un homme qui était atteint de quelque maladie vénérienne, les organes de la femme ayant pu retenir une quantité de virus suffisante à infecter un autre.

De quelle manière, donc, un jeune homme peut-il satisfaire ses désirs naturels sans danger et sans recourir à l'onanisme?

Nous l'avons déjà dit, la médecine a résolu cette question.

LA LOTION PRÉSERVATIVE DE PERRY mettra l'homme à même d'avoir des rapports sexuels sans qu'il ait à craindre aucune conséquence fâcheuse sous la forme de maladie vénérienne. On devra s'en servir chaque fois après l'acte du coït, en lavant, avec cette lotion, la verge, le gland et le prépuce, surtout vers la couronne, que l'on doit nettoyer avec grande attention.

LA LOTION PRÉSERVATIVE DE PERRY,

lorsqu'elle est employée d'après les indications données, éloigne tout danger provenant des rapports sexuels.

Prix: 40 *fr. la bouteille, ou en caisses de* 125 *fr.*

PRÉPARÉE SEULEMENT PAR

MM. R. et L. PERRY et Comp.,

Médecins.

19, *Berners-Street, Oxford-Street, Londres.*

Remarquer la signature imprimée sur le timbre à l'extérieur de chaque enveloppe, ainsi que le nom et l'adresse des propriétaires marqués sur chaque bouteille.

Se vend chez tous les pharmaciens d'Europe et d'Amérique.

—

Sur le Mariage.

Après avoir décrit toutes les maladies qui affectent les organes génitaux des deux sexes, par suite de la masturbation ou des effets des maladies vénériennes, nous allons présenter quelques considérations sur le saint état du mariage, que celui qui a été « invalide » voudra bien peser lorsqu'il sera devenu convalescent.

La société conjugale est une convention perpétuelle entre l'homme et la femme de vivre ensemble avec affection et amour, dans le but de procréer et d'élever des enfants, et de se prêter un secours mutuel pendant toute leur existence. La différence des sexes a été établie à cet effet, et tous les deux sont pénétrés du désir de perpétuer leur race et leur nom et de laisser tous leurs biens à leurs enfants.

De toutes les institutions, il n'y en a pas une qui ait autant d'influence sur un Etat que celle du mariage. La prospérité d'un pays dépend des forces et de la vigueur de ses habitants, sur lesquels la perfection comparée apportée dans les lois du mariage ont la plus grande influence.

Il a conséquemment été sagement décidé que le mariage est un pacte sacré pour l'exécution duquel les parents les plus proches doivent être abandonnés. Les personnes qui en subissent les liens vivent dans la plus étroite union que l'on puisse établir entre individus; leur bien-être matériel est identique, et leur bonheur social et individuel dépend l'un de l'autre, conséquemment le mariage est considéré comme une source du plus grand bonheur et des plus grandes joies que l'on puisse éprouver sur terre, en ce qu'il offre tous les avantages d'une sincère amitié et le dévouement d'une tendre et véritable affection. Il a donc été sagement décrété dans les mœurs préventives que « l'homme abandonnerait son père et sa mère et s'attacherait à sa femme, et qu'ils ne formeraient qu'une seule chaîne. »

Le mariage a été primitivement institué comme une convention religieuse, politique, civile et morale dont l'exécution est dans la reproduction de l'espèce et dans la transmission des biens, et qui est envisagée comme une garantie des plus intéressants devoirs inhérents à l'homme. Il est pour cela universellement respecté.

L'homme est un être rationnel qui puise ses joies terrestres dans les plaisirs de la société et la communication des idées. C'est la réciprocité des services rendus et des sympathies qui prête à la vie sa valeur réelle. Donc l'homme isolé, fût-il même au milieu de l'opulence, n'est qu'un être malheureux et digne de pitié.

La perfection et la sincérité de l'amitié ne se trouvent que dans le mariage, où une identité d'intérêts exclut toutes jalousies ou toutes vexations, et où il existe une unité de pensées, de sentiments et de conduite. Les qualités nécessaires au bonheur conjugal sont principalement d'une nature morale et intellectuelle, et non pas purement physique, ainsi qu'on est trop souvent tenté de le croire.

L'âge convenable du mariage, suivant la loi de ce pays, est de vingt-un ans pour l'homme et de dix-huit ans pour la femme ; mais bien des physiologistes prétendent que les âges de vingt-cinq et de vingt-un ans seraient mieux adaptés au développement des facultés adultes. Buffon a dit « que l'état le plus naturel de l'homme après la puberté est le mariage ; » mais c'est une opinion fausse, car le corps de l'homme n'est pas entièrement développé à cette période de la vie, les différents organes ne sont pas parfaits, et comme ainsi ils se trouvent encore dans leur croissance, la progéniture ne peut être qu'informe et délicate : les deux sexes sont de plus incapables de remplir différents devoirs qu'exige la paternité. C'est à l'époque de l'âge adulte, ou plutôt après cette période, que l'esprit et le corps sont arrivés à l'état parfait ; c'est pourquoi les législateurs ont fixé cet âge comme le plus convenable au mariage.

Il est bien avéré que le fonctionnement prématuré ou excessif de toute partie du corps est suivi de l'épuisement ou de la décomposition de cette partie, surtout avant que le corps ne soit entièrement développé. Il s'ensuit donc que l'exercice prématuré des fonctions génitales ou un mariage trop tôt conclu ne sont pas seulement nuisibles aux parents, mais encore affectent la constitution de la progéniture. C'est aussi un principe médical et moral que les individus des deux sexes doivent observer la plus complète retenue jusqu'à l'âge adulte, afin que le but du mariage, c'est-à-dire la procréation d'enfants sains, puisse s'accomplir.

Les individus bien portants et bien constitués engendrent des enfants sains, tandis que ceux qui se livrent à de grands efforts du corps ou de l'esprit n'ont ordinairement qu'une progéniture débile. C'est pour cette raison que des villageois d'une intelligence bornée engendrent ordinairement des enfants possédant de hautes capacités physiques et intellectuelles, pendant que des hommes supérieurs, dont l'esprit est toujours préoccupé, ne produisent souvent que des enfants idiots ou pusillanimes. Par une réserve continuelle et par la chasteté, l'espèce humaine se trouve à la fois améliorée et fortifiée de corps et d'esprit.

Il est notoire que la progéniture des parents qui n'ont que peu de sympathie l'un pour l'autre, qui souffrent des infirmités d'une vieillesse prochaine ou qui sont affaiblis par la pernicieuse habitude de la masturbation, est elle-même faible et débile et ne possède aucune faculté intellectuelle remarquable. On sait aussi que les parents qui sont atteints de syphilis mal guérie engendrent souvent des enfants morts-nés ou qui naissent dans un état de décomposition le septième ou huitième mois de la grossesse, et que le mal en question est une cause ordinaire d'enfantement prématuré. Il ne s'en suit pas pourtant que tout homme atteint de syphilis sous la forme chronique ou secondaire doive engendrer des enfants destinés à périr dans les derniers mois de la grossesse, car il est nécessaire pour que cela ait lieu, que le mal ait atteint un certain degré; quand l'affection est plus légère, les enfants naissent vivants, mais faibles et délicats, et sont couverts, au moment de leur naissance, d'une éruption cuivrée ou de couleur sombre autour des parties génitales ou des cuisses, ou bien cette éruption paraît peu de temps après. Nous avons longuement décrit cette maladie chez les enfants, dans une partie de cet ouvrage.

Pendant les dernières années, il est venu à notre connaissance des exemples nombreux d'hommes souffrant de débilité locale, qui n'ont pu d'abord engendrer d'enfans, mais qui, une fois rétablis, ont fécondé le lit conjugal. L'impuissance, chez l'homme, peut donc être envisagée, du moins selon nous, comme la cause la plus ordinaire de la stérilité des mariages.

Le manque de progéniture est une source de chagrins domestiques; nous ne voulons pas dire pour cela que ce soit une cause de dissensions ; mais il y a nécessairement un vide qui est mieux apprécié par ceux qui ont le bonheur de posséder une famille. Combien sont communes ces paroles, chez ceux qui n'ont point de progéniture : « Je donnerais tout au monde pour avoir un enfant. »

S'il est au pouvoir de la médecine de parvenir à ce but, le BAUME CORDIAL DE SYRIAQUE seul, peut y aider ; il donne de la vigueur aux vaisseaux sécréteurs, et par là guérit radicalement toutes les affections des parties génitales dans les deux sexes : il substitue la vigueur à l'impuissance, et la fécondité à la stérilite.

Le mariage a été institué par le divin créateur, à l'époque de l'innocence primitive, comme un moyen pour parvenir au bonheur et à la perpétuation de sa race. La sagesse de cette institution a été sentie et reconnue dans tous les siècles ; mais avant de former ces liens, nous engageons le patient à se convaincre de la nécessité d'un rétablissement complet et à obtenir l'assentiment de son médecin avant de risquer son bonheur et celui d'un être qui doit lui être si cher, par un acte dont il ne pourra honorablement détruire les effets, et qui, à moins qu'il ne soit entièrement rétabli, comblera son innocente progéniture de maux physiques et intellectuels.

Parmi les obstacles au mariage, se trouvent diverses maladies congénitales, c'est à-dire qui naissent avec nous, soit accidentellement, soit provenant d'infections, toutes maladies qui ont été traitées dans cet ouvrage ; mais, de toutes les causes de la détérioration des facultés de l'homme, l'excès des plaisirs sexuels est la plus puissante. Le mariage, comme nous l'avons dit, a pour objet la propagation de l'espèce et conséquemment la perpétuation de la race humaine. Il est donc évident que ceux qui sont devenus impuissants par des excès vénériens ou, ce qui est pis encore, par la masturbation, y sont complètement impropres, de même qu'à remplir le but de cette institution, jusqu'à ce que la santé et les fonctions soient rétablies par les soins de l'art.

Afin que ceci puisse bien être compris, il est peut-être utile de donner une description de la physiologie de la génération, sujet qui, par lui-même, se rapproche beaucoup de la nature de cet ouvrage.

On nous a souvent prié de donner notre avis sur la fréquence avec laquelle la répétition de l'excitation sexuelle peut avoir lieu sans produire, de près ou de loin, d'effets funestes à la santé. Comme très peu d'individus se laissent gouverner, surtout dans les premières années de la jeunesse, par des règles de précaution en cette matière, à moins que la nécessité physique ne les y contraigne, nous dirons seulement que l'on doit user des plaisirs vénériens avec réserve et qu'aucun stimulant ne doit être employé pour exciter cette fonction naturelle ; car la copulation chez l'homme, comme les menstrues chez la femme, aboutissent à bien des maladies. Beaucoup doit dépendre de la puissance naturelle de la constitution, et de la nature de la susceptibilité sexuelle de l'individu ainsi que de la réserve observée pendant sa croissance. Bien des circonstances auxiliaires à la fois d'un caractère général, local et intellectuel, doivent être prises en considération ; car chez quelques uns, la chasteté n'est pas une vertu.

Nous ne connaissons aucune fonction du mécanisme

animal qui dépende autant de l'esprit que celle-ci ; car, quoique le coït soit un acte composé du corps et de l'esprit, son énergie essentielle, son excitation particulière proviennent de celui-ci, et l'acte s'accomplit suivant cette excitation. Ainsi, au moyen du coït, qui donne naissance à une jouissance au dessus de toute description, des êtres organiques sont doués du pouvoir de produire d'autres êtres semblables à eux-mêmes; ou plutôt, une partie essentielle d'eux-mêmes se détache dans l'acte du coït, la faculté de cette séparation étant concentrée dans les organes générateurs. Immédiatement après l'éjaculation de la semence, l'homme, par suite des efforts qu'il a faits, éprouve de la langueur et de la fatigue, et alors son ministère est rempli, mais dans ce moment, a lieu un travail nouveau et compliqué chez la femme. Quant à la nature du travail qui se fait dans l'utérus, lorsque la femme fécondée par l'homme et après avoir éprouvé le plus grand des plaisirs sexuels, est sur le point de donner une forme et la vie à son enfant, nous ne pouvons le connaître.

La théorie étendue de la fécondation offre à l'esprit des points innombrables, basés sur des conjectures hasardées et sur des opinions diverses ; l'embarras de la recherche ne perd aucune de ses difficultés, parceque les expériences nécessaires à l'élucidation du fait sont trop minutieuses à définir; et même les résultats de ces longues expériences, au lieu de se soutenir entre eux et de se communiquer une nouvelle force, ne font souvent que produire des divergences d'opinions. La science ne fait que de pénibles efforts lorsqu'on tente de diriger l'attention vers les premiers principes de ce qu'elle a cherché à connaître; car d'où provient la matière première du corps humain ? Le germe se trouve-t-il formé dans l'ovaire de la femme et nécessite-t-il simplement la fécondation par la semence de l'homme ? *L'homunculus* est-il contenu dans la semence, l'ovaire de la femme ne lui offrant dans ce cas qu'un nid pour sa formation ? Ou naît-il simultanément chez l'homme et chez la femme, et l'animal se trouve-t-il produit par une action réciproque des fluides séminaux ? La similitude frappante et particulière des traits de la conformation et de la constitution de l'enfant avec l'un ou l'autre parent fait croire à la probabilité de cette hypothèse, qui acquiert une nouvelle force lorsqu'on se reporte au règne végétal; et chez beaucoup de médecins ceci est une preuve incontestable que la progéniture est la production du père et de la mère. Mais contrairement à ces conclusions d'une évidence apparente, nous devons remarquer que la dissection la plus minutieuse ne permet de découvrir aucun vaisseau dans les organes de la femme, qui s'adapte à la sécrétion de la semence; conséquemment il s'élève dans l'esprit des doutes très-grands que la femme puisse sécréter de la semence. Il est vrai que lorsque la fécondation à lieu, l'appareil nutritif s'augmente en proportion, aux dépens de la femme seule, afin de pourvoir à la nutrition de l'embryon; et dans son passage à travers les vaisseaux du placenta, le sang subit des changements analogues à ceux qui ont lieu dans l'enfant lorsqu'il à traversé les poumons et le foie, et il acquiert de nouvelles propriétés vitales dans ces vaisseaux.

Afin de prévenir, autant qu'il est en notre pouvoir, la nature de cette transformation animale, au moyen de laquelle a lieu la création des sens et dont le travail continu est connu, il serait nécessaire de savoir ce qu'il faut pour parvenir à cette fin. *L'ovum* doit être arrivé à sa maturité: il doit se trouver une grande affluence de sang dans la matrice, suffisante pour que, combinée avec les stimulents vénériens, il produise une certaine action dans les trompes de Fallope au moyen de laquelle les *fimbriœ* saisissent *l'ovum* qui doit être fécondé. Lorsque les parties de la génération sont dans cette condition, la semence de l'homme doit être lancée dans l'utérus afin que ses particules vivifiantes passent le long de l'ovaire. La fécondation ayant donc eu lieu dans ce moment, un mouvement est produit dans l'*ovum* vivifié, qui rompt les fragiles vésicules qui le contiennent : l'action des *fimbriœ* de la trompe de Fallope se produit alors, et celles-ci le saisissent et le conduisent dans la trompe, qui, a son tour, par son action péristaltique, le transporte dans la cavité de l'utérus, pour qu'il s'y vivifie et y acquiert sa maturité aux dépens de la mère. Nous ne pouvons préciser la manière dont la nature vivifie le germe ou ce qui a lieu au moment de la conception : tout ce dont nous sommes assurés, c'est que cette faculté vitale se répand ordinairement par toute la création animale.

D'après les connaissances que nous avons du travail de la nature, nous ne doutons pas que, si nous possédions les moyens d'examiner minutieusement l'ovaire au moment de la fécondation et pendant les premiers jours de la gestation utérine, une série de phénomènes se développeraient et seraient alors facilement appréciables; mais n'ayant aucune occasion semblable, nous errons dans le labyrinthe des phénomènes qui accompagnent les fonctions vitales de la reproduction, sans que nous découvrions aucun fait positif qui puisse mener à un résultat favorable à nos efforts limités. Il est bien reconnu, et les recherches des anciens et des modernes viennent à l'appui de la généralité de cette assertion, que toutes les parties d'un corps animal sont formées dès l'origine et existent, quoique cette existence soit en miniature, depuis la formation primitive du fœtus dans l'utérus, et qu'aucune partie du corps humain ne doit son existence à une autre. Lœwenhoeck prétend que des animalcules existent dans la semence de l'homme, mais il ne nous indique pas la manière dont elles sont produites. D'autres écrivains ont supposé que la semence de l'homme elle-même n'est pas organisée ; qu'après être restée pendant un certain temps dans les vésicules séminales, elle y mûrit, et à son entrée dans l'utérus elle subit une transformation, qui est le germe de l'existence, la nature pourvoyant à sa nourriture et à son expulsion. La continuité de l'action est le seul point que nous puissions connaître et dont nous déduisons ces faits : savoir qu'un être une fois créé ne meurt jamais ; que dans sa marche progressive dans la vie il est sujet à une certaine action qui altère sa nature sans changer ses particules, et quoique par l'attraction et la combinaison chimiques il puisse entrer dans une infinité de corps, cependant il doit toujours conserver une partie de son germe originel qui se trouvait dans l'*ovum* au moment où il était fécondé à l'aide de la sécrétion de l'homme dont le principe vivifiant est ensuite nourri par la femme seule ; car, au moment de la fécondation, au moyen d'une action et d'une réaction mutuelles, la circulation a lieu entre le fœtus dans l'embryon et la faculté nutritive de la mère, à l'aide du placenta, et nous donne ainsi de grandes preuves de l'existence du germe dans la femme.

Il découle donc de ceci que la semence est de la plus haute importance dans la système animal; que si l'on cherche continuellement à en exciter l'éjaculation par des moyens factices, les parties s'affaiblissent et l'impuissance en est le résultat, la semence devenant si claire que le linge en est taché de jaune. La semence, dans ce cas, n'a pas encore eu le temps de mûrir et est émise sans désirs : dans quelques cas la sécrétion a lieu si rapidement, que la moindre friction sur les glandes, telle que l'action de se promener ou de monter à cheval peut en occasionner l'émission. Cependant, nous voudrions qu'il fût bien compris que tous les organes sont fortifiés et améliorés par un exercice naturel et convenable de leurs fonctions ; et après un certain temps ils font avec facilité ce qui au premier abord leur offrait les plus grandes difficultés.

Quant à l'action même, il faut l'envisager comme utile à

l'homme qui est formé, et elle est avec raison donnée parmi les évacuations nécessaires; car, adaptée au mécanisme des diverses sinuosités des vaisseaux pour lesquels elle doit avoir lieu, elle obéit à une loi analogue à celle qui règle la décharge et dans une proportion donnée, la rétention contre nature de l'émission occasionne des symptômes semblables de désorganisation; ainsi, une évacuation trop grande et trop continuelle de ce fluide ne désorganise pas seulement les organes, mais encore elle affecte, immédiatement ou par la suite, tout le système produisant un tremblement dans les membres, du relâchement et de la mélancolie, etc., pendant que, d'un autre côté, par une trop grande rétention, non-seulement les passions naturelles de la semence se trouvent amorties dans leur vigueur, mais encore il se produit de l'aversion pour les rapports sexuels et une tendance à la morosité; car, par la rétention prolongée de la semence, celle-ci perd son caractère stimulant et les vaisseaux spermatiques se ferment faute d'un sang actif qui les détende et les stimule à l'action.

Il n'est, du reste, pas surprenant que là où ces habitudes pernicieuses ou l'excitation à l'acte vénérien sont répétées, un effet sérieux se produise sur la constitution; dans le premier cas plutôt encore que dans le second, car la nature est plus en jeu dans l'une que dans l'autre, et comme ces organes sont les premiers à souffrir puisqu'ils reçoivent eur ramification nerveuse de la moëlle épinière, on y a vu avec quelque raison, nous l'avouons) un commencement de *tabes dorsalis:* cela peut être la cause excitante, mais jamais la cause prédisposante. Ces effets ne sont pas moins vifs ni moins certains chez l'homme que chez la femme; car la masturbation prête à celle-ci une irritabilité de caractère et une ardeur d'esprit qui, à mesure que le système se développe, la rend susceptible de maladies utérines accompagnées de leurs divers symptômes: et là où une certaine délicatesse de constitution, une prédisposition ou une irritabilité naturelle de système existe, cette habitude produit une excitation correspondante dans les vaisseaux utérins et occasionne une désorganisation nerveuse qui rend inutiles les efforts de la médecine et donne ainsi naissance à ces maladies chroniques et indéfinissables appelées maladies nerveuses.

Nous croyons que le *tabes dorsalis* a été rarement occasionné par la copulation. La différence entre le coït et la masturbation se trouve en ce que dans celle-ci aucun motif d'excitation à l'émission n'a lieu: l'individu perd tout et ne gagne rien; tandis que par une copulation excessive avec une femme aimable, l'homme n'est pas sensible à la fatigue; sachant qu'il ne cède qu'à une passion naturelle, aucun remords ne vient l'agiter et lui porter la mélancolie au cœur. Assurément donc ceci doit consoler celui qui abandonne cette pernicieuse habitude, pour vaincre laquelle il ne doit rien négliger.

Une autre grande consolation pour ces malheureux, est que lorsque les maux qui résultent de la masturbation ont été guéris, les fonctions de la génération sont rétablies, et la victime autrefois si malheureuse de cette folie se trouve en position de s'acquitter convenablement de ses devoirs de mari, et finalement de père.

Les effets ressentis sont assez nombreux; peu de personnes peuvent supporter la répétition, même modérée, de l'acte du coït, sans se ressentir de la perte que vient de faire la nature dans cet effort; pendant que par des rapports trop fréquents (ce qui a souvent lieu entre les personnes de disposition sanguine), le fluide séminal, au lieu d'avoir sa consistance naturelle, devient clair et aqueux et perd toutes ses facultés procréatives par suite de l'épuisement continuel et de la perte énorme des organes génitaux. Les effets de cet épuisement de la plus importante sécrétion du corps, et de cette grande excitation nerveuse qui l'accompagne, se produisent bientôt dans la condition générale du système. Quand cela a lieu, on doit s'efforcer de réparer la perte qui a été faite et régénérer en quelque sorte les facultés épuisées du système: le Baume cordial de Syriaque peut seul arriver à cette fin; il doit être pris en une dose d'une cuillerée et demie trois fois par jour, soit le matin, à midi et le soir, afin de fortifier la semence et de favorisir la reproduction de cette liqueur de manière à assurer son élaboration et une rétention suffisante pour la répétition de l'acte. Les facultés génitales ne seraient même pas détruites dans la vieillesse, si cette médecine était universellement adoptée.

Beaucoup de personnes qui se sont crues guéries du mal vénérien ont eu le chagrin de voir ce mal se produire au bout de six ou sept années. Nous en avons eu un exemple il y a peu de temps. Un individu atteint de ce mal fut guéri, du moins il le crut, par les soins d'un médecin éminent. A la suite de sa guérison, il se maria; mais au bout de quatre mois il gagna un froid qui se termina en un mal de gorge. Ce fut alors qu'il se présenta chez nous, et nous lui apprîmes qu'une ancienne maladie vénérienne était la cause du mal actuel. Il s'adressa ensuite à un pharmacien qui le traita comme s'il n'avait qu'un simple mal de gorge, jusqu'à ce que sa position empirât tellement qu'il fut forcé d'appeler un médecin qui confirma en tous points ce que nous avions annoncé; mais il était trop tard, car il succomba aux suites de sa négligence. Ainsi donc l'on doit prendre les plus grandes précautions en extirpant ces maladies pour le traitement desquelles on ne peut rien trouver de mieux que les *médicamens célèbres de MM. Perry*, qui sont renommés comme moyens curatifs dans ces cas, et sont maintenant universellement employés, surtout dans les symptômes secondaires. Quel que soit le point auquel le mal est arrivé, ou quel qu'en soit le traitement, le BAUME CORDIAL DE SYRIAQUE est évidemment un remède des plus efficaces et des plus précieux ajouté à ceux qui existent contre les maladies vénériennes. Il contient les propriétés les plus efficaces que nous puissions désirer pour opérer contre ces affections, comme diaphorétique altérant, anti-vénérien et stimulant; il transporte ses principes actifs par tout le corps, pénétrant même dans les vaisseaux les plus petits, écartant toute impureté, toute infection et toute corruption du fluide vital, atteignant partout le virus et le chassant radicalement par les pores.

Avis aux malades.

MM. R. et L. Perry et Comp., médecins consultants, se sont consacrés exclusivement, depuis plusieurs années, au traitement des maladies *du système nerveux* et *du système de la génération*. On peut s'adresser à eux personnellement tous les jours, de onze heures du matin à deux heures du soir, et de cinq à huit heures du soir à leur demeure,

19, Berners street, Oxford street, Londres.

Les malades du continent de l'Europe et ceux demeurant dans les Indes-Orientales ou Occidentales, dans le Nord de l'Amérique ou dans toute autre partie des colonies anglaises, feront bien d'envoyer une traite ou un billet de 10 livres sterl., à Londres; ils recevront par le premier courrier une forme concentrée de ces médecines qui sont généralement suffisantes pour les cas ordinaires. Si, au contraire, ils se bornaient à demander une consultation écrite, plusieurs semaines pourraient s'écouler avant que l'application des remèdes puisse s'effectuer, et ils seraient les premiers à en souffrir. Les auteurs ont pris leurs mesures pour que les envois aient lieu avec promptitude et discrétion dans toutes les parties du monde.

Ceux qui préfèrent traiter par correspondance ou qui sont forcés d'employer ce mode, doivent écrire avec *la plus grande clarté possible*, et avec brièveté, les détails des peines qu'ils éprouvent au physique et au moral, et ce qu'ils en pensent eux-mêmes. Les auteurs étudieront ainsi chaque maladie particulièrement et pourront la traiter d'autant plus sûrement, car il existe beaucoup de *ressemblance* entre une foule de cas que la pratique leur rend familiers. Cependant les malades, même éloignés, *devront faire tous leurs efforts pour les consulter personnellement*, s'il est possible. Les auteurs pourront ainsi juger plus facilement et plus vite. Les malades n'auront pas à regretter leur voyage. *Une guérison plus certaine et plus prompte* les en dédommagera.

Les malades de la campagne peuvent envoyer leurs lettres par la poste. Les remèdes nécessaires seront envoyés à l'adresse qu'ils donneront, ou, s'ils aiment mieux, aux stations des chemins de fer ou aux bureaux des voitures, où ils pourront les faire prendre. Les envois seront bien emballés et faciles à porter. Les malades feront bien, dans leur propre intérêt, d'être aussi exacts que possible dans les détails de leurs symptômes, âge, habitudes, occupations et position sociale, et ne jamais oublier de mentionner s'ils ont été victimes de quelques maladies vénériennes et s'ils ont été traités par le mercure.

Correspondance (1).

Toutes les lettres adressées à MM. R. et L. Perry et Cie, médecins consultants, devront être *affranchies*, et contenir, pour obtenir un conesil ou une consultation, une livre sterl., ou *un bon de vingt-cinq francs*, payables à Paris ou à Londres, chez un banquier, ou à la *Poste de Paris*. Les personnes qui habitent l'Allemagne sont priées d'envoyer dans leurs lettres sept thalers.

(1) On est prié de correspondre en langue française, s'il est possible.

Sans cette formalité, les lettres, quoique affranchies, *resteront* sans réponse.

Si la personne qui écrit, désire recevoir de suite les médicaments, pour les *cas ordinaires*, elle devra joindre à sa lettre un bon de *deux cent-cinquante francs*, payables à Londres ou à Paris, de la manière ci-dessus indiquée, ou bien envoyer, à titre d'à-compte, un billet de Banque de deux-cents francs. Si elle couvre son nom d'un anonyme quelconque, ou élit domicile *Poste-Restante*, aucun compte ne lui sera ouvert, et elle devra envoyer 250 francs. Si l'on envoie un bon, on est prié d'écrire le nom lisiblement afin d'éviter toute difficulté dans le paiement, et surtout de ne pas oublier de signer derrière, pour faciliter l'endossement.

Le secret est inviolable; toutes les lettres sont rendues après le paiement. Les lettres peuvent être adressées aux initiales A. B.

Dans sa lettre des détails, chaque malade est prié de laisser une marge blanche de 7 à 8 centimètres. Il est entendu que l'expédition des médicaments est aux risques et frais des clients, qui recevront avis du départ et devront en accuser réception.

Toute consultation demandée de la France et de la Belgique pendant le cours du traitement doit être accompagnée de trente petits *timbres-poste* de vingt centimes ou six d'un franc.

Le malade est prié de donner dans sa lettre le nom et l'adresse de son correspondant, s'il désire ne pas recevoir à domicile le colis qui lui sera adressé; ce point est essentiel pour éviter les retards.

Le malade est également prié d'écrire son adresse dans chacune des lettres qu'il adressera à MM. R. et L. Perry et Cie, médecins consultants.

On peut s'adresser personnellement à MM. R. et L. Perry et Cie, de *onze* heures du matin à *deux* heures du soir, et de *cinq* à *huit* heures du soir ;

Les dimanches de *onze* heures à *une* heure à leur demeure :

19, Berners Street, Oxford Street, Londres.

Une seule visite personnelle suffit pour un malade qui demeure à la campagne.

On est prié d'adresser toutes les demandes et les ordres à l'établissement de Londres.

CAS.

Une vie de débauche avait réduit M. Richard J. de Stoney de Strasford, à un tel état d'épuisement et de maladie, que les médecins avaient perdu tout espoir de le sauver.

A l'époque où il s'adressa à nous, il souffrait d'une complication de maux ; son corps était tellement ébranlé que, quoique jeune, il avait l'aspect d'un vieillard infirme ; des souffrances continuelles avaient effilé ses traits d'une manière surprenante et avaient courbé sa taille. Des attaques répétées de l'ignoble affection qui est la conséquence d'un coït impur, se succédaient l'une à l'autre avant que la précédente n'eût disparu, et le virus avait pénétré dans tout le système ; la peau du dos, de la figure et des bras était couverte d'une éruption écailleuse cuivrée, la gorge était ulcérée d'une manière effrayante, les os du palais et du nez étaient entièrement la proie d'ulcères, ceux des bras et des jambes étaient couverts d'enflures considérables et douloureuses, appelées nodus. La présence de plusieurs de ces derniers sur la tête indiquait que le crâne participait lui-même à la maladie : du reste ceci n'était pas tout, car sa vue était très-affectée, les yeux ayant été fréquemment le siége d'inflammation syphilitique ; et les sons qu'émettait sa respiration, ainsi que le ton de la voix, indiquaient que le virus avait pénétré jusque dans les conduits de la respiration et que la tranchée artère ainsi que l'œsophage étaient remplies d'ulcères. Dans un cas pareil on aurait pu non-seulement désespérer de la guérison du malade mais encore même de son soulagement. Mais tel ne fut pas notre avis : confiant dans la valeur et dans l'efficacité de nos médicaments, nous les lui prescrivîmes en lui recommandant une nourriture nitreuse, générative et fortifiante, telle que l'estomac pût la digérer ; grâce à ce traitement, une amélioration commença à se faire sentir ; la peau prit une teinte plus claire, les écailles tombèrent, les ulcères dans la gorge et dans le conduit respiratoire se fermèrent peu à peu et le mal ne put faire de progrès dans les os ; les enflures disparurent, et dans l'espace de trois mois, nous effectuâmes parfaitement la guérison.

M. R. P. de Huntingdon nous consulta par lettres, dans l'été de 1852, époque à laquelle il était considérablement affaibli par les souffrances et épuisé par la constante habitude de la masturbation, dont nous avons tant fait mention dans les pages précédentes. Élevé dans une forte pension et laissé parmi un grand nombre d'élèves qui avaient appris de leurs moniteurs la connaissance de ce vice attrayant, M. R. P. fut initié de bonne henre à cette passion ignoble, avant même que les changements qui surviennent à l'époque de puberté ne se fussent déclarés. Ces conseillers infâmes, loin de lui montrer le danger de la route qu'il allait ainsi suivre, ne firent valoir à ses yeux que les plaisirs qu'il tenait à sa disposition et lui laissèrent croire qu'il pourrait user de ces jouissances aussi longtemps qu'il lui plairait, sans en ressentir les effets. Plein d'illusions, il s'abandonna à ses passions avec une ardeur et une rage (car c'est le seul mot dont nous puissions qualifier son penchant pour l'onanisme) que l'impétuosité avec laquelle les jeunes gens se livrent aux plaisirs secrets et défendus, peut seule expliquer. Pendant quelque temps il continua à s'adonner à ce vice sans qu'il parût en ressentir des effets fâcheux. L'époque de la puberté arriva, mais elle n'amena pas avec elle cette vigueur du corps et de l'esprit qui l'accompagnent ordinairement. Le corps était débile et malingre, l'intelligence affaiblie, des causes légères suffisant pour altérer la santé, l'estomac était dérangé, la voix discordante, faible et enfantine, et d'autres symptômes indiquaient clairement l'approche du marasme, pendant que la virilité n'offrait pas chez lui cette organisation qui porte l'homme à rechercher la société de la femme pour la satisfaction des passions qui lui sont naturelles, et qui sont moins nuisibles au système que celles en question. Quand M. P. nous consulta, il éprouvait, en outre de ces symptômes, des émissions nocturnes qui l'affaiblissaient beaucoup : le fait est qu'il descendait rapidement vers la tombe ; néanmoins nous ne désespérâmes pas de le sauver et le résultat justifia nos prévisions. Les médicaments que nous lui prescrivîmes arrêtèrent bientôt les plus mauvais symptômes, et au bout de quelques mois il fut complètement rendu à la santé et au bonheur, et il jouit maintenant de toutes les facultés corporelles et intellectuelles qu'un homme peut désirer. Nous venons d'apprendre qu'il est sur le point de se marier, et nous avons pleine confiance qu'il pourra s'acquitter convenablement de ses devoirs conjugaux.

M. J., G. âgé de 38 ans, né à Pesth en Hongrie, nous consulta au printemps de l'année dernière (1852) ; il souffrait, à cette époque, d'une gonorrhée négligée et de blennorrhée accompagnée de phymosis congénitale, ainsi que de symptômes qui semblaient accuser une inflammation chronique des parois de la vessie et des reins. Toutes ces affections dataient d'une époque éloignée. D'après le récit du malade, nous apprîmes que l'irritation et l'inflammation des organes génitaux et urinaires étaient maintenues et augmentées par la masturbation à laquelle il s'était adonné depuis de longues années. Sa constitution avait été très-ébranlée et débilitée par suite de cette malheureuse habitude, et sa vigueur avait été épuisée par les émissions fréquentes de semence, causées par la gonorrhée et qui se composaient d'un écoulement clair et ichoreux. L'urine coulait avec difficulté et avec douleur, presque goutte à goutte, la partie rétrécie étant très-étroite, très-resserrée et offrant une consistance cartilagineuse. L'urine était chargée de lithate, de phosphate et de mucosité ; et les spermatozoa ou animalcules s'y distinguaient parfaitement.

Les testicules étaient gonflés et tellement sensibles au toucher, que le moindre contact causait une douleur égale à celle du tic douloureux. M. de G. était marié, mais ses souffrances ainsi que son impuissance le rendaient incapable de remplir ses fonctions conjugales. Ses facultés intellectuelles étaient très-affaiblies, et lorsqu'il se présenta chez nous, il était tout-à-fait au désespoir. Les premiers effets de nos médicaments furent d'arrêter les progrès de l'écoulement ichoreux, de modifier l'état de la vessie et des reins, de donner de la force à l'estomac et de dissiper la mélancolie. Un usage continu de notre médecine dissipa tous les symptômes urinaires, et par la suite, à cause de la nature balsamique de celle-ci, elle détermina la guérison du rétrécissement et le retour des forces physiques ainsi que de la jouissance d'une parfaite santé. L'application de divers remèdes réussit aussi à guérir la phymosis congénitale. Enfin, après un traitement assidu, mais de courte durée, M. J. de G. fut entièrement rétabli. Nous fûmes heureux de recevoir l'expression de sa reconnaissance pour le service que nous avions été à même de lui rendre.

M. Robert W. G., officier au service de la Compagnie des Indes Orientales, qui a fait un long séjour en Orient et qui a servi dans la plupart des campagnes où les troupes anglaises se sont distinguées dans cette partie du monde, s'adressa à nous dans les circonstances suivantes : à la fin de la guerre de Scinde, il retourna à Bombay où il fit connaissance d'une femme charmante, la belle-sœur d'un de ses compagnons d'armes, dame qu'il ne tarda pas à épouser. Au moment de consommer le mariage, il s'aperçut avec effroi qu'il était impuissant. Comme le cas se renouvelait chaque fois qu'il tentait de nouveaux efforts, il s'adressa au chirurgien du régiment, mais il ne put en obtenir de soulagement. Il eut alors recours à la Pharmacopée et à la *materia medica* d'Europe et de l'Inde; mais tout fut inutile. Enfin, au désespoir, il obtint son congé et revint en Angleterre, dans l'espoir qu'un climat tempéré lui rendrait ce qu'une zone toride lui avait enlevé. Sous l'impression que le foie pouvait être attaqué, il alla aux eaux de Cheltenham, de Leamington, etc., mais il ne fut pas plus heureux qu'avec le chirurgien. Ce fut alors qu'il nous fut adressé, et après que nous l'eûmes examiné avec soin et à diverses reprises, nous entreprîmes son traitement au moyen de nos médicaments et nous eûmes le bonheur d'en faire de *nouveau un homme*, suivant ses propres expressions.

—

M. W. George B., âgé de 46 ans, né à Liverpool homme débauché, qui avait mené une vie déréglée depuis son enfance, et qui avait compromis sa santé et ses facultés procréatives par les excès auxquels il s'était livré, fut contraint d'avoir recours à nos soins. Les maux qu'il ressentait se composaient d'un rétrécissement de l'urètre dont le canal était fortement atteint, et il éprouvait de grandes difficultés à l'évacuation de l'urine, qui se trouvait chargée de mucosité et de gravelle. La nature de ses souffrances était telle, que le passage de l'urine dans le canal de l'urètre lui arrachait des cris perçants, si grande était la douleur qu'il ressentait alors. Il avait déjà été soumis à un long traitement et avait subi plusieurs opérations chirurgicales très-graves, mais sans en éprouver de soulagement. Quelque temps avant qu'il ne s'adressât à nous, son médecin se proposait de lui ouvrir entièrement le canal, au moyen d'une incision derrière le scrotum, et alors de faire pénétrer un instrument dans la vessie, sur lequel le canal se serait refermé. La nature terrible de cette opération et les conséquences sérieuses qu'elle aurait pu avoir et qu'on n'avait pas voulu lui déguiser, le déterminèrent à continuer à supporter les souffrances plutôt que de courir ce risque. Heureusement, dit-il, il rencontra à cette époque un exemplaire de notre ouvrage, dont la lecture le décida à nous écrire, et nous sommes heureux de dire que par nos médicaments il s'est trouvé complètement guéri de tous ses maux dans l'espace de quatre ou cinq mois, quoiqu'il en eût souffert pendant plus de dix ans.

—

Londres, 21 *décembre* 1852.

A MM. R. ET L. PERRY ET Cᵉ.

Messieurs,

Comme j'ai lieu de vous être très-reconnaissant pour le service immense que vous m'avez rendu par vos conseils et vos médicaments, au moyen desquels j'ai recouvré la santé et obtenu le rétablissement des fonctions génitales, que de longs excès avaient désorganisées. Je crois qu'il est de mon devoir de vous écrire ces quelques lignes, que vous pourrez publier, si bon vous semble, vous assurant en même temps que ma reconnaissance pour les bienfaits que je vous dois, durera aussi longtemps que ma vie.

Je suis, messieurs, votre dévoué,

R. F. G.

P. S. — Je vous envoie mon nom et mon adresse, mais vous comprendrez sans doute qu'il me serait pénible de les voir publiés.

—

Staines, août 1853.

M. R. B. présente ses respects à MM. Perry et Cᵉ, et leur serait obligé de vouloir bien lui faire un autre envoi de médicaments, directement de leur établissement, suivant leur désir; il s'empresse de les informer de la grande amélioration qu'a amenée la médecine, qu'il a prise régulièrement, suivant leurs instructions. La maigreur effrayante du corps, le creu des joues, la faiblesse des muscles, l'enfoncement et le regard fiévreux des yeux ont entièrement disparu, et l'appétit, qui jusqu'à présent avait totalement manqué, est revenu, au point que la viande n'est plus un objet de répugnance. Un grand bien s'est manifesté aussi sous d'autres rapports, surtout sur les points pour lesquels MM. Perry et Ce avaient été consultés par lui ; les plus mauvais symptômes, les *émissions nocturnes* suivies d'un épuisement et d'un affaissement extrêmes ; la sensation remarquable éprouvée dans la tête, la faiblesse de la vue et le tintement des oreilles ont entièrement cessé, et il a le ferme espoir qu'en persévérant dans le même traitement, il retrouvera sa santé et sa vigueur primitives.

—

Staines, 3 *octobre* 1853.

M. R. B. est heureux d'offrir ses remercîments sincères à MM. Perry. Il a suivi leurs prescriptions à la lettre, et il est maintenant *entièrement rétabli*. Profondément reconnaissant pour les services inestimables rendus par eux, il les prie d'accepter le billet de banque ci-inclus en sus des honoraires déjà soldés.

—

A MM. Perry.

Messieurs,

Suivant votre désir, je m'empresse de vous faire parvenir un bref récit de ma position. Je fus élevé dans une grande pension, où aucun contrôle moral n'était exercé sur les élèves. Je fus initié de bonne heure à la masturbation, la pratique la plus dangereuse à laquelle on puisse se livrer. Pendant un certain temps, je n'en ressentis pas les effets, mais, en atteignant l'âge viril, j'éprouvai toutes les conséquences décrites dans votre ouvrage. Je fuyais la société, et ce vice avait tant d'empire sur moi, que je pouvais à peine me retenir devant les femmes ; ma voix était dure, mes yeux faibles et remplis d'eau, ma tête lourde ; ma mémoire et mon odorat étaient très-affaiblis ; mon appétit avait entièrement disparu et mes forces corporelles et intellectuelles avaient tellement diminué, que j'étais devenu presque idiot. Pour ajouter à mon malheur, l'état d'étiolement dans lequel j'étais tombé fit croire à mes amis que j'étais poitrinaire, et les médecins furent consultés en conséquence ; de sorte que je fus tourmenté de questions auxquelles je n'osais répondre, en avouant la cause réelle de ma perte.

Je continuais donc à dépérir, lorsque je vins à apprendre l'efficacité de vos médicaments, dont je me procurai immédiatement une certaine quantité, et alors, comptant sur votre discrétion, je vous écrivis et obtins en réponse des espérances consolantes, qui se sont parfaitement réalisées. Je jouis maintenant d'une santé et d'une vigueur parfaites; mon esprit a retrouvé sa facilité d'autrefois, et je me suis senti tellement heureux, que je me suis hasardé à me lancer dans le mariage, me trouvant capable d'en remplir les devoirs. J'ai eu du reste raison de croire à mes facultés, puisque sous peu j'aurai l'ineffable joie d'être père, bonheur qui, avec tous les autres, dépend du rétablissement de la santé, dont je sens que je suis entièrement redevable à votre habileté et à vos médicaments inestimables.

Maidstone, Décembre 1852.

Glasgow, janvier 1853.

A MM. Perry et Ce.

Messieurs,

Votre *Baume cordial de Syriaque* et vos autres médicaments que je viens de prendre, m'ont retiré d'une position affreuse et d'une mélancolie si terrible que je crois que, si elle avait dû durer encore quelque temps, j'aurais cherché le repos dans le suicide, ce dernier refuge de tous les maux. Mon chagrin était d'autant plus grand que je savais être l'unique auteur de mes souffrances. Ce que j'ai éprouvé ne diffère nullement de ce qui fait l'objet de vos soins; car j'étais une victime prématurée de l'habitude vicieuse et honteuse que vous mentionnez dans votre ouvrage. *Affaibli, l'intelligence épuisée, la santé détruite* et ne pouvant être soulagé par les médecins que je consultai, je devenais la proie du désespoir. Heureusement je lus votre annonce. J'achetai votre livre et l'étudiai avec soin, après quoi je me procurai vos médicaments; et j'ai maintenant le bonheur de vous faire savoir qu'il m'ont rendu complètement à la santé : je dois dire que je ne me rappelle jamais m'être si bien porté ou m'être senti aussi fort et aussi heureux que maintenant.

Veuillez agréer l'expression de ma reconnaissance.

Votre dévoué,

A. W. U.

M. Jean H. de B., une des célébrités de l'université et jouissant d'une grande opulence, était un homme dominé par des passions, que sa fortune lui permettait de satisfaire : par ses excès, il avait totalement détruit sa santé avant qu'il n'eût atteint l'âge de trente ans. Il se livra, étant enfant, à la masturbation à un tel point que pour rendre la santé et la vigueur, son médecin lui conseilla de faire un long voyage sur mer dans l'espoir que le changement d'air et d'habitudes et l'éloignement de ces compagnons de débauche qui l'encourageaient dans ses habitudes vicieuses, auraient une heureuse influence sur son esprit. Le résultat fut heureux et il revint en Angleterre doué d'une santé parfaite dont le seul usage qu'il fit, fut de se jeter de nouveau dans les mêmes excès et de retomber dans le même état désespérant. Atteint à plusieurs reprises du mal vénérien, suite de son libertinage, tout son corps déjà prédisposé par les effets de ses anciens excès, devint saturé du poison syphilitique qui se montrait de toutes parts. L'intelligence et le corps épuisés, un manque total d'énergie, une difficulté dans la respiration presque égale à l'asthme, de violentes palpitations du cœur au moindre effort, la faiblesse de la vue, les illusions d'optique, de l'ouïe et de l'odorat, la perte de la mémoire, *l'impuissance au plus haut degré*, les organes couverts d'ulcères et d'éruptions, le scrotum *très-relâché et pendant*, l'urètre très-rétréci, des bubons accompagnés d'un écoulement verdâtre ichoreux et fétide, des émanations désagréables de toutes les parties du corps, malgré la plus grande propreté, tels étaient les effets des passions auxquelles il s'était livré. Sans appétit, on avait toutes les peines à l'envoyer à manger ce qui était nécessaire pour soutenir la vie. Un tel cas était désespérant, d'autant plus que les émissions involontaires avaient lieu nuit et jour, au moindre toucher, occasionnant ainsi un tel degré d'épuisement que l'on éprouvait des craintes continuelles pour ses jours. Conséquemment nous émîmes un avis conditionnel : sans perdre entièrement d'espoir, nous fîmes savoir que l'on avait permis à la maladie de faire tant de progrès que la tâche était devenue immensément difficile.

Il fallait des mois de traitement et la plus grande attention à nos institutions pour parvenir à notre but. Nous sommes heureux de pouvoir dire que celles-ci furent suivies exactement. Une bonne nourriture, réduite à la plus simple expression et offrant toutes les facilités de digestion, de façon à ne point fatiguer l'estomac, lui fut donnée, la plus grande propreté fut entretenue, le corps fut maintenu dans un état complet de repos, et nos médicaments furent administrés avec une régularité et un effet que faisaient présager le succès. Au bout de six semaines les ulcères prirent un aspect plus sain et diminuèrent tellement que l'on voyait clairement qu'ils se cicatrisaient, les émissions diurnes cessèrent, et celles nocturnes devinrent plus rares et étaient accompagnées de légères sensations. La maigreur diminua, et à mesure que l'appétit revint, il put prendre une meilleure et une plus forte nourriture. Au bout de trois mois, il put marcher étant aidé, la peau fut débarrassée de ses éruptions, les ulcères furent guéris et les facultés du corps et de l'esprit reprirent leur vigueur ; le rétrécissement de l'urètre disparut, enfin au bout d'une année, durée du traitement, notre malade était parfaitement guéri. Nous avons rarement vu un cas plus douloureux.

Une personne de Cardiff nous consulta en 1851 dans des circonstances à peu près analogues aux précédentes, quoique moins sérieuses. Elle était très-maigre et souffrait des symptômes secondaires et d'émissions nocturnes, et l'épuisement que produisait ces dernières avait grandement affaibli ses facultés intellectuelles. Cependant le canal de l'urètre était libre mais très-irrité, et les testicules étaient gonflés, mous et pendants. Un traitement semblable au précédent le rétablit complètement au bout de quelques mois.

A MM. Perry et Ce.

Messieurs,

J'ai à vous remercier sincèrement pour la cure que vous avez effectuée sur moi après que plusieurs médecins éminents de l'hôpital de Londres eurent employé inutilement tous les moyens pour me rendre la santé. J'ai vécu gaiement et me suis livré de bonne heure aux excès sexuels. Il en est résulté pour moi des attaques fréquentes de Gonorrhée violente, de Chaudepisse cordée et d'échauffemens de l'urine, chaque goutte qui s'écoulait me causait les plus affreuses douleurs. J'eus beaucoup de peine à être guéri de ces attaques, qui étaient très-invétérées. La dernière que je ressentis fut accompagnée de nouveaux symptômes; les deux testicules se gonflèrent et devinrent très-douloureux, de plus je souffrais d'un écoulement blennorrhéen, de phymosis, d'un rétrécissement du canal de l'urètre tel que je mettais une heure entière à uriner et ne pouvais jamais parvenir à vider la vessie qui, ainsi que les reins, étaient atteints par le mal. L'impuissance fut la cause naturelle de cet état de choses. J'avais été tourmenté de ces affections depuis des années et j'étais tellement épuisé que je désespérais de ma guérison, lorsque heureusement je songeai de m'adresser à vous, et quelque temps après, une amélioration progressive m'encouragea à persévérer, ce dont j'ai été récompensé par une guérison complète. Je jouis d'une parfaite santé pour la possession de laquelle je vous suis très-reconnaissant.

Croyez-moi, Messieurs,
Votre dévoué
B. J. M.

Londres, 15, *novembre* 1853.

—

Le Révérend W. de Oxou, jouissant d'une agréable aisance et dignitaire de l'Église, âgé d'environ 40 ans, célibataire et ayant des habitudes très-sédentaires, s'adressa à nous, l'automne dernier, par suite des souffrances que lui causaient des émissions séminales provenant du moindre effort. Il avait toujours mené une vie studieuse et retirée, et s'était abstenu de rapports sexuels impurs, en partie pour son horreur du vice et en partie par la conscience de sa vocation. Comme il était d'un fort tempérament, il éprouva d'abord les plus grandes difficultés à réfreindre ses desirs; quelques émissions nocturnes le soulagèrent, mais elles étaient rares. Il eut recours à diverses mesures pour dompter ses désirs, et, après quelque temps, il crut y avoir réussi sans nuire à sa santé; mais l'expérience des dernières années a démontré son erreur : il fut de plus en plus tourmenté d'émissions nocturnes qui devenaient plus fréquentes, en épuisant d'avantage les facultés de l'esprit et du corps, et qui n'étaient jamais accompagnées de sensations agréables; en même temps une maigreur avec perte de l'appétit, une lassitude générale et une incapacité au travail se firent fortement sentir, puis les émissions qui étaient seulement nocturnes, devinrent aussi diurnes ; chaque émission était accompagnée d'un mouvement tortueux et éjaculatoire le long de l'urètre. Enfin, lorsqu'il nous consulta, les émissions étaient très-fréquentes, arrivant à chaque évacuation de l'urine et constamment toute la nuit ; l'effet de cette perte continuelle étant des plus déplorables. Comme première mesure de guérison, nous l'engageâmes de laisser de côté l'étude et de suivre le même traitement que dans le cas précédent, ce qui réussit parfaitement. Au bout de quelques mois d'un traitement bien assidu, il fut entièrement guéri.

J. G., horloger de Genève, âgé de 26 ans, demeurant à Londres, vint réclamer nos soins contre des émissions nocturnes, jointes à une impuissance complète. Il éprouvait une sensation semblable à celle qu'il eût ressentie si on lui avait retiré tout son sang, chaque émission occasionnant des syncopes précédées des plus terribles palpitations de cœur. Il était aussi tourmenté d'une mauvaise toux creuse accompagnée d'une salivation épaisse et purulente, et il offrait tous les signes d'uue prochaine consomption. Dans ce cas, les qualités astringentes, fortifiantes et balsamiques de nos médicamens furent bien appréciables. Non seulement les émissions furent arrêtées, mais encore toute la vigueur du système fut rétablie, et la toux et les autres symptômes physiques disparurent. Enfin, lorsque nous le revîmes plus tard, il nous dit avec bien des expressions de reconnaissance qu'il jouissait d'une meilleure santé qu'avant son affection.

FIN.

TABLE DES MATIÈRES.

ANATOMIE DES ORGANES DE LA GÉNÉRATION.

Des Organes auxiliaires.

De l'Onanisme et de ses suites.

Maladies vénériennes et syphilitiques.

Illustrées de 59 *figures.*

FIN DE LA TABLE.

PLANCHES.

—

FIN DE LA TABLE DES PLANCHES.

www.ingramcontent.com/pod-product-compliance
Ingram Content Group UK Ltd.
Pitfield, Milton Keynes, MK11 3LW, UK
UKHW022050190726
13855UKWH00002B/461

9 782013 464338